Este livro é dedicado, em primeiro lugar, à minha querida mãe, cujo amor incondicional e apoio incansável têm sido o alicerce sobre o qual pude construir todas as minhas conquistas. Sua força e sabedoria são uma fonte eterna de inspiração.

Aos meus amigos, que tornaram esta jornada muito mais do que uma busca acadêmica ou profissional, mas também uma aventura repleta de alegria, risadas e aprendizado mútuo. Sua amizade enriqueceu minha vida de maneiras que palavras não podem expressar.

Ao meu companheiro, com quem tenho o privilégio de trilhar este caminho. Obrigado por ser minha âncora, meu confidente e minha inspiração constante. A jornada que já percorremos juntos é inestimável, e aguardo ansiosamente por tudo o que ainda vamos construir e descobrir um do outro.

Aos meus alunos, que me fazem relembrar todos os dias por que escolhi esta profissão. O entusiasmo e a curiosidade que vocês trazem às nossas aulas são a melhor recompensa que um educador poderia esperar. Acredito que vocês são o futuro, e é uma honra contribuir, ainda que modestamente, para a sua formação.

Por último, mas certamente não menos importante, agradeço a Deus, que me proporcionou as oportunidades e os desafios que me trouxeram até aqui. A Sua graça e orientação têm sido minha luz nos momentos de incerteza e minha força nas horas de fraqueza.

Com amor e gratidão,

Luis Antonio de Oliveira, Ph.D

Só se pode viver perto de outro, e conhecer outra pessoa, sem perigo de ódio, se a gente tem amor. Qualquer amor já é um pouquinho de saúde, um descanso na loucura...

"Amor é a gente querendo achar o que é da gente".

Grande Sertão: Veredas, de João Guimarães Rosa.

ÍNDICE

PREFÁCIO

Escopo e Objetivos do Livro

A neurociência é uma disciplina em rápida evolução que visa entender os intricados mecanismos que regem o sistema nervoso. Este livro, "Neurociências Aplicadas: Um Guia Abrangente para Estudantes e Profissionais da Área da Saúde", tem como objetivo fornecer uma visão abrangente e atualizada desta fascinante área. Concebido para ser uma referência para estudantes das áreas da saúde como Medicina, Enfermagem, Fisioterapia, Biologia, Biomedicina, entre outros, este material visa combinar rigor científico com acessibilidade.

Importância da Neurociência no Contexto da Saúde

O sistema nervoso é a sede da cognição, emoção e, em última instância, da nossa humanidade. Entender como o cérebro e o sistema nervoso funcionam não é apenas um exercício acadêmico, mas também uma necessidade clínica. A neurociência tem implicações diretas em uma ampla gama de condições patológicas, desde doenças neurodegenerativas como Alzheimer e Parkinson até transtornos psiquiátricos como depressão e esquizofrenia.

Como Utilizar Este Livro Eficientemente

Este livro está organizado em dez capítulos principais, cada um abordando diferentes aspectos das neurociências, desde os fundamentos básicos até as mais recentes inovações em pesquisa e ética. Os apêndices contêm material suplementar útil, incluindo um glossário e uma lista de revistas científicas para leitura adicional. Recomendamos que os leitores comecem pelo primeiro capítulo para obter uma base sólida antes de explorar tópicos mais especializados.

PRÓLOGO

Caro leitor,

Se você abriu este livro, é porque, como nós, também está fascinado pelo enigma que é o cérebro humano — uma das mais complexas e maravilhosas entidades conhecidas no universo. Este livro é uma jornada acadêmica, mas também muito humana, pelos domínios da neurociência, psicologia e medicina, alicerçada no desejo de entender como nossas mentes funcionam, como elas podem ser reparadas e aprimoradas, e os dilemas éticos e sociais emergentes nesta era dourada da pesquisa neural.

Ao longo destas páginas, exploraremos desde os meandros moleculares das sinapses até as vastas redes neurais que sustentam a memória, a emoção, a motivação e muito mais. Vamos delinear as tecnologias de vanguarda que estão revolucionando nosso entendimento do cérebro, e os desafios éticos que surgem ao manipular algo tão intrinsecamente ligado à nossa identidade.

Nesta obra, há um esforço conjunto para tornar o conteúdo acessível, sem sacrificar a rigorosidade científica. Nela, você encontrará exemplos clínicos, ilustrações e até mesmo controvérsias acadêmicas que buscam oferecer uma visão holística sobre os temas abordados. Ao mesclar a técnica com o humano, buscamos tornar o aprendizado não apenas informativo, mas também inspirador.

É também com um sentimento de profunda gratidão que

ofereço este livro. Gratidão aos mentores, colegas e estudantes que contribuíram para a minha própria jornada acadêmica e pessoal. Gratidão aos pacientes e sujeitos de pesquisa, cujas histórias e experiências deram um rosto e uma voz aos conceitos que discutiremos. E, finalmente, gratidão a você, caro leitor, por empreender esta jornada conosco.

Que este livro sirva não apenas como um manual educacional, mas também como um convite para questionar, explorar e, acima de tudo, compreender a maravilha que é o cérebro humano. Aqui, nos interstícios entre a ciência e a sociedade, entre o conhecimento e a ética, esperamos que você encontre algo que ressoe não apenas com sua mente, mas também com sua humanidade.

Com sincera estima,

Luis Antonio de Oliveira, Ph.D

CAPÍTULO 1: FUNDAMENTOS DA NEUROCIÊNCIA

Introdução à Neurociência: Um Panorama Histórico

A busca pelo entendimento da mente e do sistema nervoso é tão antiga quanto a própria história da civilização. Desde os primórdios da medicina na Antiguidade, passando pelo Renascimento e chegando à era moderna, a neurociência evoluiu de observações empíricas para uma disciplina altamente especializada e interdisciplinar. O advento de tecnologias de imagem, a descoberta de neurotransmissores e o desenvolvimento de modelos computacionais transformaram a forma como entendemos o cérebro e suas diversas funções.

ESTRUTURA E FUNÇÃO DO NEURÔNIO

O neurônio, frequentemente apelidado de "unidade básica do sistema nervoso", é uma célula altamente especializada em transmitir informações. Para compreender a complexidade e diversidade das funções neurais, é fundamental começar com uma análise aprofundada da anatomia celular do neurônio.

O Núcleo do Neurônio: O Centro de Comando e Controle

O núcleo celular atua como o "cérebro" do neurônio, uma analogia que embora simplista, nos ajuda a apreender a importância desse compartimento celular. Encerrado por uma membrana nuclear dupla, ele abriga o material genético da célula em forma de cromossomos. Mas, ao contrário de um depósito inerte de DNA, o núcleo é um centro dinâmico de atividade que coordena uma série de processos vitais.

Dentro do núcleo, os complexos mecanismos da transcrição gênica estão constantemente em ação. Isso envolve a leitura de segmentos específicos do DNA e a conversão dessas informações em RNA mensageiro (mRNA), que por sua vez, será traduzido em proteínas. Estas proteínas não são apenas os tijolos e argamassa da célula, mas também os operários, servindo uma miríade de funções, desde o transporte de substâncias até a transmissão de sinais.

No contexto do neurônio, o núcleo desempenha papéis ainda mais específicos e complexos. Por exemplo, os neurônios são notáveis por sua capacidade de se estender e formar conexões sinápticas com outras células, uma característica que é em grande parte orquestrada pelo núcleo através da síntese de proteínas que compõem o citoesqueleto, membranas e outros componentes celulares. Além disso, o núcleo pode responder a sinais do ambiente celular, ajustando assim a expressão gênica para melhor adaptar o neurônio às suas circunstâncias.

É importante notar que a atividade nuclear não ocorre em isolamento. Ao invés disso, está intrinsecamente ligada à atividade do citoplasma através de uma série de mecanismos de retroalimentação. Quando um neurônio recebe um sinal sináptico, por exemplo, esse evento pode desencadear uma cascata de sinalização que finalmente alcança o núcleo, informando-o das necessidades da célula e potencialmente ajustando a expressão gênica para atender a essas necessidades.

Neste sentido, o núcleo serve não apenas como um centro de controle, mas também como um integrador de informações, adaptando constantemente a célula às demandas externas e internas. A integração dessas informações ocorre no nível molecular, através da interação do DNA com uma variedade de proteínas e moléculas de RNA, em um processo que ainda estamos começando a compreender completamente.

Dendritos: As Antenas Comunicativas do Neurônio

Imagine você em um centro de operações, cercado por múltiplos monitores, cada um exibindo informações vindas de diferentes fontes. Essa é, em muitos aspectos, a função dos dendritos em um neurônio. Eles agem como os "tentáculos" da célula, captando sinais de uma variedade de outras células e reunindo todas essas informações para serem processadas pelo "centro de comando", o núcleo. Esta é a fascinante odisséia que se desenrola na dimensão microscópica de nossa biologia, e é nesse palco intricado que os dendritos desempenham seu papel vital.

A Estrutura dos Dendritos

Muitas vezes, ao olharmos sob o microscópio, os dendritos parecem uma série de ramificações emanando do corpo celular, conhecido como soma. Essa arquitetura ramificada não é um acaso da natureza, mas uma característica evolutiva projetada para aumentar a superfície da membrana do neurônio. Quanto maior a superfície, mais espaço existe para a formação de sinapses, as conexões especializadas através das quais as células comunicam. Cada ramificação dendrítica pode receber informações de diferentes neurônios, permitindo que um único neurônio integre informações de várias fontes diferentes.

Os Espinhos Dendríticos

Mas os dendritos não são simplesmente extensões passivas do neurônio. Em um olhar mais atento, você observará que a superfície dos dendritos é pontilhada por pequenas projeções chamadas espinhos dendríticos. Estes espinhos são o local de muitas sinapses excitatórias e fornecem um meio para modular a força e a eficiência da transmissão sináptica. O número e a forma desses espinhos podem mudar em resposta a atividades como aprendizado e memória, exemplificando a plasticidade notável do cérebro.

Dendritos e Sinalização Elétrica

Um dos aspectos mais emocionantes dos dendritos é seu papel na geração e modificação de sinais elétricos. Diferente de um cabo elétrico uniforme, os dendritos possuem propriedades elétricas variáveis ao longo de seu comprimento, permitindo que os sinais sejam atenuados, amplificados ou mesmo modificados de maneiras complexas enquanto viajam em direção ao soma. Este é um fenômeno crucial para a computação neural e representa um campo de pesquisa intensivo na neurociência.

Ao integrar múltiplos sinais de entrada, os dendritos fazem mais do que apenas transmitir informações; eles as interpretam, filtram e priorizam. Portanto, os dendritos não são meros recetores passivos, mas participantes ativos na decisão de quais sinais devem ser encaminhados para o núcleo e eventualmente traduzidos em ação.

O estudo dos dendritos é um território que desafia nossa compreensão da individualidade e complexidade em nível celular. Cada dendrito, com sua constelação única de sinapses e espinhos, conta uma história única sobre as experiências e interações passadas e presentes do neurônio ao qual pertence. E é essa incrível diversidade e adaptabilidade que torna o sistema nervoso, e por extensão, nós mesmos, tão extraordinariamente complexos e capazes.

Axônios: A Estrada de Alta Velocidade da Comunicação Neural

Se os dendritos são as antenas receptoras que captam sinais, o axônio é a via expressa que transmite essas mensagens para outros neurônios ou tecidos-alvo. Enquanto você lê estas palavras, axônios estão disparando em todo o seu sistema nervoso, levando sinais que permitem tudo, desde o movimento de seus olhos pela tela até a compreensão do texto. Mas o que torna o axônio tão especializado para essa tarefa?

A Estrutura Singular do Axônio

A primeira coisa a notar é a estrutura distintamente alongada e afilada do axônio, que pode variar em comprimento de alguns milímetros a mais de um metro nos seres humanos. Esta morfologia tubular é uma adaptação eficiente para a transmissão rápida e eficaz de sinais elétricos, conhecidos como potenciais de ação, ao longo de grandes distâncias. Ao contrário dos dendritos, o axônio geralmente se origina em uma região especializada do corpo celular chamada cone de implantação, o ponto de partida para os potenciais de ação.

A Bainha de Mielina: O Turbo do Axônio

Um recurso notável de muitos axônios é a presença de uma bainha de mielina, uma estrutura isolante composta por camadas de membranas lipídicas fornecidas por células gliais. Imagine colocar várias camadas de fita isolante em torno de um cabo elétrico; isso é análogo ao que a bainha de mielina faz pelo axônio. Esta estrutura não apenas protege o axônio, mas também acelera enormemente a transmissão do sinal elétrico, permitindo que ele "salte" entre as regiões desmielinizadas, conhecidas como nódulos de Ranvier.

Terminações Axonais e Sinapses

O axônio culmina em uma série de terminações, que podem ser pensadas como as "saídas" dessa via expressa. Cada terminação forma uma sinapse com o dendrito de outro neurônio ou diretamente com um músculo ou órgão alvo. É aqui que ocorre a mágica da transmissão sináptica, a transformação de um sinal elétrico em um sinal químico que pode excitar ou inibir o neurônio receptor.

Axônios: O Link entre Percepção e Ação

Além de suas funções mecânicas e elétricas, os axônios servem como pontes conceituais entre percepção e ação. Ao transmitir informações sensoriais para as regiões do cérebro que interpretam esses dados, e ao relé dessas informações interpretadas de volta para o corpo na forma de ações motoras, os axônios são os condutores da sinfonia neurobiológica que é nossa experiência consciente.

Em resumo, o axônio é um exemplo primoroso da especialização celular, um componente neural meticulosamente projetado para desempenhar seu papel no complexo sistema de comunicação que sustenta todo o nosso ser. Compreender os axônios é, de muitas maneiras, entender a linguagem fundamental da vida consciente.

SUBTIPOS DE NEURÔNIOS E SUAS FUNÇÕES

Neurônios sensoriais: os emissários dos sentidos

A sensação é nossa janela para o mundo externo. Cada aroma que você inala, cada textura que você sente, cada cor que você vê - todas essas percepções são mediadas pelos neurônios sensoriais. Mas o que torna esses neurônios tão aptos para a tarefa de coletar informações sensoriais?

Estrutura e Função

Os neurônios sensoriais são notáveis por sua diversidade, adaptados de forma única para captar uma variedade de estímulos, incluindo luz, som, toque e muito mais. No entanto, todos eles compartilham uma característica comum: a capacidade de converter um estímulo físico ou químico em um sinal elétrico que pode ser interpretado pelo sistema nervoso central.

Normalmente, os neurônios sensoriais apresentam um longo axônio que conduz impulsos desde a periferia do corpo para o sistema nervoso central. Além disso, suas terminações dendríticas são frequentemente altamente especializadas para detectar tipos específicos de estímulos. Por exemplo, os fotorreceptores na retina são sensíveis à luz, enquanto os mecanorreceptores na pele detectam pressão e toque.

Tipos de Neurônios Sensoriais

Fotorreceptores: Estes são os neurônios sensoriais da retina, especializados na detecção de ondas de luz. Eles permitem que você perceba cores, formas e até mesmo nuances de luz e sombra.

Mecanorreceptores: Encontrados em várias partes do corpo, incluindo a pele, os músculos e os órgãos internos, esses neurônios detectam mudanças mecânicas como estiramento, pressão e vibração.

Termorreceptores: Localizados principalmente na pele, esses neurônios são sensíveis às variações de temperatura e permitem que você sinta calor ou frio.

Nociceptores: Esses neurônios sensoriais são sua rede de alerta para dor. Eles são ativados por estímulos que têm o potencial de causar dano tecidual, como temperaturas extremas ou pressão excessiva.

O Papel dos Neurônios Sensoriais no Processamento Sensorial

O que é verdadeiramente notável é que esses neurônios sensoriais não apenas detectam estímulos, mas também desempenham um papel crítico no processamento inicial dessas informações. Mesmo antes que um sinal chegue ao cérebro para interpretação consciente, os neurônios sensoriais já estão em ação, filtrando estímulos irrelevantes e priorizando aqueles que requerem atenção imediata.

É como se os neurônios sensoriais fossem os curadores do museu sensorial do seu corpo, destacando as exposições (estímulos) que você absolutamente não pode perder, enquanto minimizam outros que são menos urgentes ou importantes.

Os neurônios sensoriais são, portanto, mais do que meros receptores passivos de informação. Eles são a vanguarda do nosso engajamento com o mundo, a ponte que nos conecta com nosso ambiente de formas significativas e, muitas vezes, surpreendentes. Entender os neurônios sensoriais é entender como vivenciamos e interpretamos a tapeçaria rica e complexa do mundo que nos rodeia.

Neurônios Sensoriais: A Complexidade Além da Sensação

Plasticidade e Adaptação dos Neurônios Sensoriais

Se você achava que os neurônios sensoriais eram simplesmente dispositivos de detecção estacionários, você pode querer reconsiderar. Estas células são conhecidas por sua plasticidade, sua capacidade de se adaptar a mudanças no ambiente ou em resposta a lesões. Por exemplo, a exposição prolongada a um estímulo específico pode resultar em dessensibilização, um fenômeno em que os neurônios se ajustam para responder menos ao estímulo. Isso pode ser uma salvaguarda útil contra sobrecarga sensorial.

A Integração com Outros Sistemas

Os neurônios sensoriais não funcionam isoladamente; eles são parte de uma rede mais ampla que inclui outros tipos de neurônios e células gliais. Além disso, eles frequentemente se comunicam com sistemas de neurotransmissores específicos que podem modular sua sensibilidade e resposta. Esta é uma das razões pelas quais algumas pessoas podem ser mais sensíveis à dor ou a outros estímulos: a bioquímica subjacente do seu sistema sensorial pode ser fundamentalmente diferente.

A Mídia Sensorial e a Decodificação Cerebral

Uma vez que um neurônio sensorial capta um estímulo e o converte em um potencial de ação, a informação é enviada para o cérebro para interpretação. Aqui, a mensagem é decodificada e integrada com outras informações sensoriais e contextuais para formar nossa percepção consciente do mundo. Este é um processo surpreendentemente complexo e ainda não totalmente compreendido. Cada neurônio sensorial é como um pixel em uma imagem maior, e é somente quando todos os "pixels" trabalham juntos que podemos ver a imagem completa.

Relevância Clínica

Compreender os neurônios sensoriais e suas funções é de extrema importância em campos como a neurologia e a psiquiatria. Distúrbios que afetam esses neurônios podem levar a condições como dor crônica, perda sensorial e até mesmo síndromes mais complexas como a fibromialgia. Além disso, o entendimento dessas células pode ser crucial para o desenvolvimento de terapias farmacológicas e intervenções médicas mais eficazes.

Neurônios Motores: Os Maestros do Movimento e Ação

Introdução aos Neurônios Motores: Ação em Um Nível Celular

Se os neurônios sensoriais são os embaixadores do mundo externo, os neurônios motores são os emissários de nossa vontade interna, transformando intenções em ações concretas. Seja para escrever uma mensagem, dar um passo ou simplesmente piscar os olhos, os neurônios motores estão no centro dessas atividades, agindo como condutores da complexa orquestra que é o movimento humano.

Estrutura e Função

A estrutura dos neurônios motores é talhada para sua função primordial: iniciar e regular o movimento. Eles possuem longos axônios que se estendem desde o sistema nervoso central até os músculos que pretendem ativar. As terminações desses axônios formam sinapses com as células musculares em uma região especializada conhecida como junção neuromuscular. O potencial de ação que viaja pelo axônio desencadeia a liberação de neurotransmissores que, por sua vez, incitam a célula muscular a contrair-se.

Tipos de Neurônios Motores

Neurônios Motores Somáticos: Esses neurônios controlam os músculos esqueléticos voluntários. Eles são os responsáveis por todas as atividades que você pode controlar conscientemente, como pegar um objeto ou caminhar.

Neurônios Motores Viscerais (Autonômicos): Estes controlam os músculos lisos e cardíacos, bem como algumas glândulas. Eles estão envolvidos em funções que normalmente são automáticas e involuntárias, como a digestão e o controle da frequência cardíaca.

Coordenação e Modulação do Movimento

O interessante é que os neurônios motores raramente atuam sozinhos. Eles são frequentemente parte de circuitos mais complexos que incluem interneurônios e outros neurônios motores. Esses circuitos permitem uma grande flexibilidade e precisão no controle do movimento. Além disso, outros sistemas cerebrais, como o cerebelo e os gânglios da base, desempenham um papel crítico na modulação e coordenação da atividade dos neurônios motores.

Relevância Clínica

A compreensão dos neurônios motores é crucial no diagnóstico e tratamento de uma variedade de doenças neuromusculares, incluindo esclerose lateral amiotrófica (ELA) e certas formas de distrofia muscular. A pesquisa em neurônios motores também tem implicações para o desenvolvimento de próteses neurais e outras tecnologias de interface cérebro-máquina.

Os neurônios motores são a tradução celular da intenção em ação, um mecanismo vital que permite a complexidade e a adaptabilidade dos movimentos humanos. Eles são a ponte entre o pensamento e a ação, tornando possível interagir e manipular o mundo ao nosso redor de maneiras que são fundamentalmente humanas.

Neurônios Motores: Mecanismos Subjacentes e Novas Fronteiras

Controle Hierárquico e Regulação

Se você já se perguntou como é possível que os atletas executem movimentos tão complexos e coordenados, parte da resposta reside na hierarquia de controle que regula os neurônios motores. Este sistema inclui áreas cerebrais como o córtex motor primário, que planeja e executa movimentos, e estruturas subcorticais que ajustam e refinam esses planos. A regulação hierárquica permite que movimentos complexos sejam divididos em componentes mais gerenciáveis, que são então orquestrados em uma ação coordenada.

Fatores Neurotróficos e Manutenção

A sobrevivência e funcionalidade dos neurônios motores não são estáticas; elas dependem de uma variedade de fatores neurotróficos. Estas moléculas desempenham um papel crítico na manutenção da saúde dos neurônios motores, especialmente em face de lesão ou doença. Uma melhor compreensão dos fatores neurotróficos pode fornecer insights sobre tratamentos para condições neurodegenerativas.

Neurônios Motores e Comportamento Adaptativo

Uma das características mais fascinantes dos neurônios motores é sua capacidade de se adaptar a novas demandas ou ambientes. Eles fazem isso através de mecanismos que vão desde a reconfiguração sináptica até a modulação de sua própria excitabilidade. Este tipo de adaptabilidade não só é fundamental para o aprendizado motor, como também tem implicações para a reabilitação após lesões.

A Era da Neurotecnologia

A nossa capacidade de monitorar e até mesmo controlar neurônios motores está avançando rapidamente graças aos avanços em neurotecnologia. Interfaces cérebro-máquina estão começando a permitir comunicação direta entre o cérebro e dispositivos externos, uma revolução que tem potencial para transformar a vida de pessoas com deficiências motoras.

Perspectivas Futuras

O campo da pesquisa em neurônios motores é um terreno fértil para descobertas, abrangendo desde a biologia molecular até a interface com dispositivos tecnológicos. À medida que expandimos nossa compreensão, abrem-se novas oportunidades para o tratamento de doenças, a melhoria da qualidade de vida e até mesmo o aprimoramento das habilidades motoras naturais.

Interneurônios: Os Maestros Silenciosos da Complexidade Neural

A Orquestra Invisível do Sistema Nervoso

No palco do sistema nervoso, os interneurônios operam muitas vezes fora dos holofotes, mas desempenham um papel indispensável na coordenação da atividade neural. Sem eles, os neurônios sensoriais e motores seriam como músicos tocando em um vácuo, incapazes de harmonizar suas atividades em uma sinfonia coerente. Os interneurônios são as entidades que permitem essa harmonia, agindo como condutores silenciosos e eficazes que modulam e ajustam sinais dentro dos circuitos neurais.

Diversidade Estrutural e Funcional

A primeira coisa que salta à vista sobre os interneurônios é sua incrível diversidade. Variações no tamanho, forma, e localização das células revelam um repertório quase infinito de tipos celulares, cada um adaptado a uma função específica. Alguns estão envolvidos no processamento de informações sensoriais, enquanto outros se concentram na modulação do movimento. Alguns são inibitórios por natureza, agindo como um freio para controlar a atividade neural excessiva, enquanto outros são excitatórios, funcionando como aceleradores em circuitos neurais.

Mecanismos de Modulação

Um dos papéis mais fascinantes dos interneurônios é sua habilidade de modular a atividade neural através de uma variedade de mecanismos. Eles podem atuar através da liberação de neurotransmissores inibitórios, como o ácido gama-aminobutírico (GABA), que diminui a excitabilidade dos neurônios-alvo. Outros interneurônios liberam neurotransmissores excitatórios, como o glutamato, que aumenta a excitabilidade dos neurônios receptores. Além disso, muitos interneurônios têm a capacidade de modificar sua própria atividade em resposta a alterações no ambiente ou no estado fisiológico, um fenômeno conhecido como plasticidade homeostática.

Os Interneurônios e o Cérebro Social

De forma intrigante, os interneurônios também desempenham um papel significativo na regulação dos comportamentos sociais. Distúrbios no funcionamento dos interneurônios estão cada vez mais sendo associados a condições como o autismo e a esquizofrenia. O campo da neurociência social está começando a descobrir como essas células modestas, mas críticas, contribuem para a complexa tapeçaria de interações sociais e emocionais que definem a experiência humana.

Fronteiras em Pesquisa e Aplicação Clínica

No campo clínico, o potencial dos interneurônios é vasto e ainda não totalmente explorado. Estão surgindo novas estratégias terapêuticas que visam modular a atividade dos interneurônios para tratar uma gama de condições, desde epilepsia a distúrbios do humor. Além disso, o surgimento de técnicas avançadas de imagem e manipulação genética está abrindo novas fronteiras para o estudo dessas células enigmáticas. A complexidade que essas células trazem para o sistema nervoso é imensa, e as perguntas que elas levantam são igualmente desafiadoras e excitantes, garantindo que os interneurônios continuem a ser um tópico central na neurociência do século XXI.

Alocação de Recursos e Eficiência Energética

Enquanto os neurônios sensoriais e motores podem ser vistos como os trabalhadores de linha de frente do sistema nervoso, os interneurônios funcionam mais como gerentes de recursos. O cérebro é notoriamente um órgão que consome muita energia, e a eficiência com que essa energia é utilizada pode ter implicações diretas no funcionamento cognitivo e até mesmo na sobrevivência. Interneurônios têm a habilidade única de otimizar essa economia de recursos, certificando-se de que os neurônios relevantes sejam ativados e os irrelevantes sejam inibidos, melhorando assim a eficiência geral da rede.

Regulação da Sincronia Neural

Os interneurônios também têm um papel importante na regulação da sincronia entre populações neuronais. A sincronia é crucial para muitos aspectos da cognição e comportamento, desde a percepção sensorial até o controle motor e, em casos mais extremos, pode estar relacionada a distúrbios como epilepsia. Os interneurônios servem como um tipo de maestro, coordenando a atividade de outros neurônios para garantir que eles disparem em um padrão temporal coeso.

Os Guardiões da Homeostase

Talvez uma das funções mais fundamentais dos interneurônios seja a manutenção da homeostase neural. Eles fazem isso por meio de uma variedade de mecanismos de feedback que monitoram e ajustam a atividade da rede. Quando a atividade neural se torna muito intensa, o que poderia levar a danos celulares, os interneurônios inibitórios entram em ação para reduzir o nível de excitabilidade. Em contraste, se a atividade neural é insuficientemente baixa, os interneurônios excitatórios podem aumentar o nível de atividade, garantindo assim que a rede opere dentro de limites seguros e eficazes.

Interneurônios e Envelhecimento

Com o envelhecimento, ocorrem mudanças naturais na função e estrutura do sistema nervoso. Recentemente, o foco tem se voltado para entender como os interneurônios são afetados por esse processo. Estudos sugerem que uma diminuição na eficácia dos interneurônios pode ser um fator que contribui para declínios cognitivos relacionados à idade, como dificuldades em aprendizado e memória. Este é um território emergente na pesquisa em neurociência, com implicações significativas para o envelhecimento saudável.

Implicações para Pesquisa Futura e Terapêutica

Devido à sua natureza multifuncional e adaptável, os interneurônios oferecem várias vias para intervenções terapêuticas. Estudos atuais estão explorando como os interneurônios podem ser alvos em condições variadas, desde transtornos do neurodesenvolvimento até doenças neurodegenerativas e distúrbios psiquiátricos.

Dada a sua complexidade e multifuncionalidade, os interneurônios continuam a ser um dos elementos mais enigmáticos e fascinantes do sistema nervoso. Sua capacidade de atuar como moderadores e facilitadores da atividade neural os coloca em uma posição única para influenciar uma ampla gama de processos, desde funções básicas como a sensação e o movimento até fenômenos mais complexos como a cognição e o comportamento social. À medida que continuamos a desvendar os mistérios dessas células versáteis, abrem-se novas portas para o entendimento da mente humana e para o desenvolvimento de terapêuticas inovadoras.

Potencial de Membrana: A Tensão Oculta que Conduz a Vida Neural

O Elétrico e o Biológico: Um Casamento de Conveniência

Uma das maravilhas da neurociência é a maneira elegante pela qual os processos elétricos e biológicos estão entrelaçados. O potencial de membrana é um dos melhores exemplos dessa fusão intrincada. Em sua essência, o potencial de membrana é a diferença de carga elétrica entre o interior e o exterior de uma célula nervosa, e é meticulosamente mantido por uma série de bombas e canais iônicos.

O Teatro dos Íons: Potássio e Sódio

No palco deste drama elétrico, os íons de potássio (K+) e sódio (Na+) desempenham os papéis principais. A manutenção do potencial de repouso é um equilíbrio cuidadoso entre o influxo e o efluxo desses íons através da membrana celular. A bomba de sódio-potássio, uma proteína integral da membrana, atua como uma espécie de porteiro molecular, empurrando o sódio para fora e trazendo o potássio para dentro. Este porteiro não só mantém o potencial de repouso, mas também prepara o neurônio para a próxima onda de atividade.

A Orquestra Silenciosa: A Importância dos Íons Cloro e Cálcio

Embora o sódio e o potássio possam dominar os holofotes, não podemos ignorar os papéis cruciais desempenhados pelo íon cloro (Cl⁻) e pelo íon cálcio (Ca²⁺). O cloro é fundamental para o funcionamento de neurônios inibitórios e desempenha um papel crucial na regulação do equilíbrio excitatório-inibitório da rede neural. O cálcio, por outro lado, é essencial para a transmissão sináptica e para uma variedade de processos de sinalização intracelular.

Potencial de Repouso: A Calma antes da Tempestade

O potencial de repouso não é meramente uma pausa entre os episódios de atividade neural. Em vez disso, é uma preparação necessária que permite que os neurônios respondam de forma rápida e eficaz aos estímulos. Imagine um atleta agachado antes de um salto; essa é a analogia funcional do potencial de repouso em um neurônio. Esta "calma" permite que o neurônio acumule os recursos necessários para disparar um potencial de ação quando o momento for adequado.

Implicações Fisiológicas e Patológicas

Desvios na manutenção do potencial de membrana podem levar a uma série de problemas, desde disfunções menores até condições mais graves como convulsões e outros distúrbios neurológicos. Assim, entender a economia iônica que sustenta o potencial de membrana é crucial tanto para a fisiologia normal quanto para a compreensão das bases de diversas doenças neurológicas.

Equilíbrio de Nernst: A Matemática por Trás do Potencial

Se deixarmos de lado o jargão e nos concentrarmos nos fundamentos, encontraremos conceitos físicos e matemáticos que fundamentam o potencial de membrana. A equação de Nernst é uma dessas ferramentas matemáticas que nos ajuda a calcular o potencial de equilíbrio de um íon específico. Este cálculo nos permite entender como um único tipo de íon contribui para o potencial de membrana geral e, consequentemente, nos dá uma visão mais detalhada do funcionamento intrínseco dos neurônios.

A Díade Dinâmica: Potenciais Graduados e Potenciais de

Ação

Diferenças sutis no potencial de membrana podem dar origem a dois fenômenos distintos: potenciais graduados e potenciais de ação. Potenciais graduados são mudanças menores e de curta duração no potencial de membrana, geralmente resultantes de estímulos subliminares. Em contraste, os potenciais de ação são variações bruscas e autoregenerativas que ocorrem quando um certo limiar é alcançado. Esses eventos de "tudo ou nada" são os mensageiros elétricos que viajam ao longo do axônio, levando informações de um ponto a outro dentro do sistema nervoso.

O Papel dos Canais Iônicos Voltagem-Dependentes

A manutenção do potencial de membrana e a geração de potenciais de ação não seriam possíveis sem a presença de canais iônicos voltagem-dependentes. Essas "portas" moleculares se abrem ou fecham em resposta a mudanças na voltagem da membrana, permitindo ou restringindo o fluxo de íons através da membrana celular. Eles são os maestros silenciosos que dirigem a sinfonia de atividades elétricas e químicas dentro do neurônio.

Farmacologia e Potencial de Membrana: Uma Ligação Terapêutica

Compreender os intricados mecanismos que regulam o potencial de membrana tem implicações não apenas acadêmicas, mas também práticas e terapêuticas. Drogas que afetam a atividade dos canais iônicos, como os bloqueadores de canais de sódio ou potássio, podem ser usadas para tratar uma variedade de condições, desde dor crônica até epilepsia e arritmias cardíacas.

A Simplicidade na Complexidade

Embora o potencial de membrana possa parecer um

conceito complexo à primeira vista, ele se desdobra em princípios básicos de física e química que são essenciais para a funcionalidade do sistema nervoso como um todo. Apreciar a importância do potencial de membrana é abraçar a simplicidade que reside na complexidade, é entender que até mesmo as menores mudanças na tensão da membrana podem ter efeitos profundos e duradouros no funcionamento do cérebro e, por extensão, em todo o organismo.

Dessa forma, o potencial de membrana permanece como uma das fundações sobre as quais repousam os mistérios da vida neural. À medida que continuamos a explorar esse terreno em constante evolução, cada descoberta nos leva um passo mais perto de desvendar os segredos do cérebro humano e das inúmeras patologias que o afetam.

TRANSMISSÃO SINÁPTICA

MECANISMOS MOLECULARES DA SINAPSE

Transmissão Sináptica: Uma Coreografia de Sinais Químicos e Elétricos

Na arquitetura neural, a transmissão sináptica representa o momento crítico em que um neurônio se comunica com outro, efetivamente transferindo informações de uma célula para a próxima. Esta comunicação é facilitada por estruturas chamadas sinapses. Para entender completamente essa orquestração molecular, é preciso mergulhar nos mecanismos moleculares que compõem uma sinapse.

Ação do Potencial de Ação na Liberação de Neurotransmissores.

Tudo começa com o potencial de ação. Essa

onda elétrica que se propaga ao longo do axônio chega à terminação sináptica, onde encontra uma concentração densa de vesículas sinápticas repletas de neurotransmissores. A chegada do potencial de ação desencadeia uma cascata de eventos que culmina na fusão dessas vesículas com a membrana pré-sináptica e na liberação dos neurotransmissores no espaço sináptico.

O que é surpreendente aqui é o papel do cálcio. Quando o potencial de ação chega à terminação axonal, canais de cálcio voltagem-dependentes se abrem, permitindo a entrada de íons cálcio no citoplasma. Este influxo de cálcio age como um gatilho para a liberação dos neurotransmissores. É como se os íons de cálcio fossem o maestro que dá o sinal para que a "orquestra" dos neurotransmissores comece a tocar.

Neurotransmissores: Mensageiros Químicos na Fenda Sináptica

Uma vez liberados, os neurotransmissores viajam através da fenda sináptica e se ligam a receptores específicos na membrana pós-sináptica. Isso pode resultar em uma série de eventos, desde a geração de um novo potencial de ação no neurônio pós-sináptico até a modulação da atividade celular. O destino final desses neurotransmissores é variável: eles podem ser reabsorvidos pela célula pré-sináptica em um processo conhecido como recaptação ou serem degradados por enzimas.

A Dança Complexa da Transmissão Sináptica

Assim, a transmissão sináptica é uma dança complexa, mas meticulosamente coreografada, de sinais elétricos e mensageiros químicos. Cada etapa, desde a geração do potencial de ação até a liberação e ação dos neurotransmissores, é um elo crítico na cadeia de comunicação neural. Entender esses processos em detalhes não é apenas um exercício acadêmico, mas também uma necessidade clínica, pois muitas patologias neurológicas e psiquiátricas podem ser rastreadas até disfunções em níveis sinápticos.

A Versatilidade e Complexidade da Transmissão Sináptica

Ao abordar o tema da transmissão sináptica, seria um erro negligenciar a extraordinária diversidade que permeia esse fenômeno. Embora o mecanismo fundamental envolva a liberação de neurotransmissores e sua ligação aos receptores da célula pós-sináptica, há uma série de variáveis que agregam camadas de complexidade à história.

Modulação da Transmissão Sináptica: Quão Forte é o Sinal?

O termo "modulação" aqui é crítico porque os neurotransmissores não agem de forma binária, como um simples interruptor de luz ligado ou desligado. Em vez disso, a quantidade de neurotransmissor liberada e o tipo de receptor ao qual ele se liga podem ter efeitos variados na célula pós-sináptica. Estes podem ir desde a excitação da célula, tornando mais provável a ocorrência de um potencial de ação, até a inibição, tornando tal ocorrência menos provável.

Co-Transmissão e Neurotransmissores: Quando um Não é Suficiente

Além disso, em muitos casos, mais de um tipo de neurotransmissor é liberado pela mesma vesícula sináptica. Este fenômeno é conhecido como co-transmissão. Ele permite uma ampla gama de respostas pós-sinápticas, dependendo dos tipos de receptores presentes e das condições intracelulares no momento da transmissão.

Plasticidade Sináptica: A Sinapse Não é uma Entidade

Estática

A sinapse não é uma estrutura fixa e imutável; ela é altamente plástica. Isso significa que a eficiência da transmissão sináptica pode ser aumentada ou diminuída em resposta a diferentes padrões de atividade neuronal. Essa plasticidade sináptica é um dos mecanismos fundamentais subjacentes à aprendizagem e à memória.

Fatores Exógenos: Influência de Drogas e Toxinas

Certos agentes químicos, como drogas e toxinas, também podem afetar a transmissão sináptica. Eles podem interferir em qualquer ponto do processo, desde a liberação do neurotransmissor até sua ligação ao receptor e recaptação. O entendimento dessas interações é crucial, não apenas para a neurociência básica, mas também para áreas como farmacologia e toxicologia.

Conclusão: A Complexa Tapeçaria da Transmissão Sináptica

A transmissão sináptica é uma tapeçaria intrincada de processos moleculares e celulares. É uma engrenagem fundamental que permite a operação harmoniosa do sistema nervoso. Seu estudo requer um foco detalhado nos mecanismos subjacentes e, ao mesmo tempo, uma visão ampla para apreciar a vasta gama de variáveis que influenciam este fenômeno. À medida que desvendamos mais sobre esta complexa rede, estamos cada vez mais perto de decifrar os enigmas da mente e do comportamento humano, bem como de encontrar soluções para desordens neurológicas que afetam milhões de pessoas em todo o mundo.

SINAPSES EXCITATÓRIAS E INIBITÓRIAS

O cérebro humano é uma orquestra extraordinariamente complexa, e as sinapses excitatórias e inibitórias atuam como os maestros desse conjunto. Elas modulam a atividade neural de forma que garante tanto a funcionalidade básica quanto a complexidade das nossas habilidades cognitivas e comportamentais.

O Yin e o Yang da Atividade Neural: Sinapses Excitatórias

As sinapses excitatórias são como o acelerador de um carro; elas impulsionam a atividade neuronal. Geralmente, essas sinapses liberam neurotransmissores como o glutamato, que se ligam a receptores específicos na célula pós-sináptica. Isso resulta em um influxo de íons positivos, criando uma mudança no potencial de membrana que torna mais provável o disparo de um potencial de ação. Essas sinapses, portanto, são cruciais para incitar a atividade neural e, assim, participam de funções como o processamento sensorial, a iniciação do movimento e a formação de memórias.

A Importância do Controle: Sinapses Inibitórias

Por outro lado, as sinapses inibitórias atuam como os freios do sistema. Os neurotransmissores comumente associados à inibição incluem o ácido gama-aminobutírico (GABA) e a glicina. Essas substâncias facilitam a entrada de íons negativos na célula pós-sináptica ou a saída de íons positivos, tornando o interior da célula mais negativo e, assim, menos provável de gerar um potencial de ação. Este tipo de modulação é essencial para manter o equilíbrio do sistema nervoso, evitando a hiperatividade que poderia levar a estados patológicos como convulsões.

A Dança Delicada da Modulação

O interessante é que a eficácia dessas sinapses pode ser modulada. Diversos fatores, incluindo a presença de outras moléculas moduladoras, o histórico de atividade sináptica e até fatores externos como estresse e medicamentos, podem afetar a potência de uma sinapse excitatória ou inibitória. Esta modulação é essencial para a adaptação e aprendizagem.

Sinergia e Rivalidade: A Relação entre Sinapses Excitatórias e Inibitórias

Estas duas formas de sinapses não operam em isolamento; elas são interdependentes. A relação entre sinapses excitatórias e inibitórias deve ser finamente ajustada para permitir a complexa modulação de atividades neurais, desde o pensamento abstrato até a execução de um movimento muscular. A disrupção dessa relação delicada pode estar na raiz de diversas desordens neurológicas.

A Complementaridade na Ação: Revisitando Sinapses Excitatórias e Inibitórias

O princípio subjacente à complementaridade desses dois tipos de sinapses reside na sua coordenação para executar tarefas específicas do sistema nervoso. Não é apenas uma questão de ativar ou desativar células nervosas, mas de criar padrões coordenados de atividade que resultam em comportamentos, sensações e pensamentos mais elaborados.

A Estrutura Molecular e sua Relevância Funcional

No âmbito molecular, as sinapses excitatórias e inibitórias têm suas particularidades. Receptores iônicos, como o receptor NMDA na sinapse excitatória, não apenas permitem a passagem de íons, mas também funcionam como detectores de coincidência, exigindo um estado de pré-ativação para a abertura completa do canal iônico. Em sinapses inibitórias, os receptores de GABA, por exemplo, podem ter subunidades moduladas por outros neurotransmissores ou hormônios, oferecendo uma regulamentação mais complexa e dinâmica da inibição.

Plasticidade e Regulação

Uma das características mais fascinantes das sinapses é sua plasticidade. Sinapses excitatórias podem se tornar mais eficazes através de processos como a potenciação de longa duração (LTP), um fenômeno crucial para a aprendizagem e a memória. Sinapses inibitórias, por outro lado, podem passar por fenômenos como a depressão de longa duração (LTD), permitindo uma reconfiguração da rede neural de acordo com as necessidades adaptativas.

Sinapses e Rede Neural: O Efeito de Soma

O efeito global dessas sinapses não pode ser compreendido apenas observando uma única conexão. Sinapses excitatórias e inibitórias muitas vezes trabalham juntas em circuitos complexos, formando redes neurais que são mais do que a soma de suas partes. Este efeito de soma é a razão pela qual podemos realizar tarefas cognitivas complexas, desde resolver um problema de matemática até compor uma melodia.

Aspectos Patológicos: Quando o Equilíbrio é Rompido

Quando a delicada relação entre sinapses excitatórias e inibitórias é perturbada, o resultado pode ser devastador. Desordens como a epilepsia surgem quando há excessiva atividade excitatória, enquanto condições como o Parkinson ocorrem devido a uma atividade inibitória insuficiente ou inadequada em determinadas regiões cerebrais.

Conclusão: O Intricado Ballet das Sinapses

As sinapses excitatórias e inibitórias desempenham papéis complementares na orquestração da atividade neural.

Entender sua complexidade e interações não é apenas uma busca acadêmica, mas uma necessidade urgente para resolver questões médicas e sociais. A medida em que avançamos no entendimento dessas entidades bioquímicas e elétricas, abrimos portas para terapêuticas mais eficazes e para uma compreensão mais profunda da essência do ser humano.

TIPOS DE NEUROTRANSMISSORES E SEUS PAPÉIS

O papel dos neurotransmissores vai além de ser simples mensageiros químicos; eles são os diretores orquestrais que regem a sinfonia celular de nossos pensamentos, sentimentos e comportamentos. Um entendimento sofisticado dessas moléculas é indispensável, não apenas para a neurociência, mas também para disciplinas como a psicologia, farmacologia e medicina.

Neurotransmissores Excitatórios: O Impulso à Ação

Compreender os neurotransmissores excitatórios como a glutamina e a acetilcolina nos permite entender como as células nervosas são impulsionadas à ação. A glutamina é particularmente importante no sistema nervoso central, onde serve como um excitador universal, abrindo portas iônicas para o fluxo de cátions como o sódio e o cálcio. A acetilcolina, por outro lado, desempenha papéis críticos não apenas no sistema nervoso central, mas também no sistema nervoso periférico, onde é crucial para a transmissão neuromuscular.

Neurotransmissores Inibitórios: O Freio Necessário

Entre os neurotransmissores inibitórios mais notáveis estão o GABA (Ácido gama-aminobutírico) e a serotonina. O GABA age como um moderador na rede neural, reduzindo a atividade neuronal e ajudando a manter um equilíbrio funcional. Isso é particularmente crucial em contextos como o controle do ritmo circadiano e a modulação do humor. A serotonina, embora comumente associada à sensação de bem-estar, tem um papel inibitório em várias partes do cérebro e é fundamental para processos como o sono e a regulação do apetite.

Neurotransmissores Modulatórios: Os Compositores de Complexidade

Os neurotransmissores modulatórios, como a dopamina e a noradrenalina, agem mais como reguladores do que como meros ativadores ou inibidores. Estes não operam apenas no nível de uma única sinapse, mas afetam redes neurais inteiras, modulando sua sensibilidade e eficácia na transmissão de informações.

A dopamina, por exemplo, está associada a várias funções, incluindo recompensa, motivação e regulação do movimento. Sua disfunção é implicada em uma variedade de condições, desde a doença de Parkinson até transtornos de humor como a depressão. A noradrenalina, por outro lado, tem um papel fundamental na atenção, alerta e resposta ao stress, além de ter impacto no sistema cardiovascular.

Neuropeptídeos: A Linguagem Subtil da Comunicação Neural

Ao contrário dos neurotransmissores tradicionais, que geralmente são pequenas moléculas, os neuropeptídeos são cadeias mais longas de aminoácidos que exercem uma variedade de efeitos modulatórios. Opioides endógenos como as endorfinas são exemplos notáveis que modulam a dor e o prazer, enquanto outros como a oxitocina e o peptídeo intestinal vasoativo têm papéis em comportamentos sociais e regulamentação gastrointestinal, respectivamente.

Redundância e Especificidade: O Paradoxo dos Neurotransmissores

A mesma célula neural pode liberar múltiplos tipos de neurotransmissores, e uma única molécula neurotransmissora pode agir através de diferentes tipos de receptores, cada um com suas próprias propriedades farmacológicas. Esta aparente redundância é na verdade uma forma de robustez e adaptabilidade, permitindo que o sistema nervoso responda de maneira flexível a uma variedade de estímulos e condições.

A rica diversidade e complexidade dos neurotransmissores é um testemunho da intricada natureza do sistema nervoso humano. Cada tipo de neurotransmissor, com suas propriedades únicas e modos de ação, contribui para a complexidade emergente que caracteriza nossas experiências conscientes e inconscientes. Entender estas moléculas e sua fisiologia é mais do que um exercício acadêmico; é uma chave para decifrar os mistérios da mente humana e para o desenvolvimento de tratamentos mais eficazes para doenças neurológicas e psiquiátricas. Para entendermos melhor, vamos falar de cada um deles de forma específica.

1. ACETILCOLINA (ACH): O PIONEIRO DA COMUNICAÇÃO NEURAL

A acetilcolina (ACh) é um neurotransmissor fundamental que foi um dos primeiros a ser identificado e estudado. Esta molécula desempenha papéis críticos em vários sistemas fisiológicos, desde a ativação de músculos esqueléticos até a modulação de processos cognitivos como a memória e a aprendizagem. Sua versatilidade bioquímica faz dela um tópico de estudo intrigante e crucial para a compreensão da fisiologia neural.

A Descoberta da Acetilcolina

O legado da acetilcolina remonta aos experimentos pioneiros de Otto Loewi na década de 1920, que forneceram as primeiras evidências concretas para a existência de neurotransmissores. Utilizando corações de rã em uma preparação elegante, Loewi demonstrou que substâncias liberadas por um nervo podiam afetar a atividade de outro, estabelecendo assim o conceito de transmissão química no sistema nervoso.

Mecanismo de Ação

A acetilcolina atua através de dois tipos principais de receptores: os receptores nicotínicos e muscarínicos. Os primeiros são canais iônicos ativados por ligantes e são predominantemente encontrados na junção neuromuscular, facilitando a contração muscular. Os receptores muscarínicos, por outro lado, são receptores acoplados a proteínas G que medeiam uma variedade de efeitos intracelulares, desde a inibição da frequência cardíaca até a ativação de diversas vias de sinalização celular no cérebro.

Funções Fisiológicas

A acetilcolina é indispensável em múltiplos contextos fisiológicos:

Sistema Motor: Na junção neuromuscular, a liberação de acetilcolina é o sinal que desencadeia a contração muscular.

Sistema Nervoso Autônomo: Atua tanto no sistema simpático quanto no parassimpático, regulando uma variedade de funções automáticas, como frequência cardíaca e secreções glandulares.

Sistema Nervoso Central: ACh é crucial para a atenção, o aprendizado e a memória. A degeneração de neurônios colinérgicos é uma característica da doença de Alzheimer.

Implicações Clínicas

O entendimento da acetilcolina e de seus receptores levou ao desenvolvimento de uma variedade de fármacos que atuam nesses sistemas. Anticolinérgicos, como a atropina, são usados em condições como bradicardia e asma. Por outro lado, inibidores da acetilcolinesterase, que aumentam a disponibilidade de ACh, são utilizados no tratamento da doença de Alzheimer e de outras condições neurológicas.

2. GLUTAMATO: O PRINCIPAL NEUROTRANSMISSOR EXCITATÓRIO

O glutamato ostenta a distinção de ser o neurotransmissor excitatório mais abundante no sistema nervoso central (SNC). Sua presença e ações são fundamentais para processos como a memória, a aprendizagem e a neuroplasticidade. Se a acetilcolina pode ser vista como o pioneiro da comunicação neural, o glutamato é sem dúvida o coração pulsante da rede excitatória cerebral.

Histórico e Descoberta

A identificação do glutamato como neurotransmissor foi um marco em neurociência, fechando a lacuna na nossa compreensão das bases moleculares de fenômenos como a excitação neural. Estudos ao longo das últimas décadas têm explorado seus mecanismos de ação e suas implicações em condições patológicas como a epilepsia e a esquizofrenia.

Mecanismo de Ação

O glutamato age principalmente através de dois grupos de receptores: ionotrópicos e metabotrópicos. Os receptores ionotrópicos, como os receptores NMDA e AMPA, são canais iônicos que permitem o fluxo rápido de íons como cálcio e sódio, resultando em rápida excitação neuronal. Já os receptores metabotrópicos atuam de maneira mais modulada, através de vias de sinalização intracelular que podem ter efeitos tanto excitatórios quanto inibitórios.

Funções Fisiológicas

Neuroplasticidade: O glutamato é fundamental para a plasticidade sináptica, incluindo a potenciação de longo prazo (LTP), um mecanismo subjacente à aprendizagem e memória.

Transmissão Sináptica: Serve como o principal "gatilho" excitatório para a transmissão sináptica no SNC.

Desenvolvimento Neural: Participa dos processos de migração e diferenciação celular durante o desenvolvimento neural.

Implicações Clínicas

Desequilíbrios nos sistemas glutamatérgicos estão ligados a várias doenças neurológicas e psiquiátricas. Antagonistas do receptor NMDA são usados para modelar a esquizofrenia em experimentos animais e também têm potencial terapêutico em condições como a depressão resistente ao tratamento. Além disso, o glutamato está envolvido em condições neurodegenerativas como a doença de Alzheimer e em episódios de dano cerebral isquêmico.

O glutamato é uma molécula que simboliza a complexidade e a versatilidade da transmissão neural. Seus múltiplos receptores e vias de sinalização tornam-no um foco de estudo fascinante e um alvo terapêutico promissor para uma série de doenças do sistema nervoso.

Esse neurotransmissor nos ensina que o cérebro é um órgão de incrível complexidade, onde mesmo uma única molécula pode ter uma ampla gama de funções, capaz de influenciar desde o desenvolvimento neural até a cognição e o comportamento.

3. GABA (ÁCIDO GAMA-AMINOBUTÍRICO): O SILENCIADOR

O Ácido Gama-Aminobutírico, mais conhecido como

GABA, serve como um contraponto equilibrador ao glutamato, atuando como o principal neurotransmissor inibitório no sistema nervoso central. Na orquestra complexa da neuroquímica, se o glutamato é a nota alta que eleva a melodia, o GABA é a nota mais suave que traz equilíbrio e profundidade à composição.

Histórico e Descoberta

A identificação do GABA como um neurotransmissor inibitório abriu um novo campo de estudo que engloba tudo, desde mecanismos moleculares até implicações clínicas. Desde então, tornou-se um dos neurotransmissores mais estudados, em parte devido à sua implicação em diversas doenças neuropsiquiátricas.

Mecanismo de Ação

O GABA exerce sua função inibitória ligando-se a receptores específicos, conhecidos como receptores GABA-A e GABA-B. Os receptores GABA-A são canais iônicos que permitem o fluxo de íons cloreto, resultando em hiperpolarização e, portanto, inibição do neurônio-alvo. Já os receptores GABA_B são metabotrópicos e têm uma ação mais lenta e prolongada, atuando através de vias de sinalização secundárias.

Funções Fisiológicas

Modulação da Excitabilidade Neuronal: O GABA serve para temperar a atividade neuronal, evitando a hiperatividade que pode levar a estados como convulsões.

Sono: Este neurotransmissor é crucial na regulação dos ciclos de sono-vigília.

Ansiedade e Estresse: Atua como um moderador natural do estresse e da ansiedade.

Implicações Clínicas

Desequilíbrios na transmissão GABAérgica estão relacionados a uma variedade de condições, incluindo ansiedade, depressão e epilepsia. Benzodiazepínicos, usados para tratar ansiedade e distúrbios do sono, atuam potencializando a ação do GABA.

O GABA é uma pedra angular na manutenção da homeostase neural. Ele modula a excitabilidade dos neurônios de uma maneira que é tão crucial quanto a ação excitatória do glutamato. Este equilíbrio entre excitação e inibição é um tema central em neurociência, e o GABA desempenha um papel crucial nesta dinâmica delicada.

Assim, ele não apenas atua como um "silenciador" neuroquímico, mas também serve como um lembrete de que o silêncio e a modulação são tão essenciais para a funcionalidade do cérebro quanto a atividade e a excitação.

4. DOPAMINA: O NEUROTRANSMISSOR DO PRAZER E DA RECOMPENSA

Quando falamos em motivação, recompensa e prazer, é quase impossível não mencionar a dopamina. Este neurotransmissor assume múltiplos papéis no cérebro e é talvez mais conhecido pelo seu papel na regulação do sistema de recompensa, uma função que o tornou uma figura central em estudos de dependência, motivação e neurociências comportamentais.

Histórico e Descoberta

A dopamina foi identificada pela primeira vez nos anos 50 e desde então, sua importância em uma variedade de funções cerebrais e comportamentais tornou-o um foco de pesquisas intensivas. Suas ações são tão diversas que, dependendo do contexto, pode até ser excitatório ou inibitório.

Mecanismo de Ação

A dopamina age através da ligação a uma família de receptores chamados de receptores dopaminérgicos, que são classificados em dois grandes grupos: D1-like e D2-like. Cada receptor ativa diferentes vias de sinalização intracelular e tem diferentes funções neuromodulatórias.

Funções Fisiológicas

Sistema de Recompensa: A dopamina é liberada durante experiências prazerosas, sinalizando recompensa e promovendo a repetição de comportamentos específicos.

Função Motora: Um papel crítico na regulação dos movimentos voluntários, sendo sua deficiência um aspecto chave da doença de Parkinson.

Regulação do Humor: Implicada em estados emocionais como euforia e, inversamente, em estados de deficiência como depressão.

Implicações Clínicas

Desequilíbrios na dopamina estão ligados a uma série de condições, como a esquizofrenia e a doença de Parkinson. Antipsicóticos, frequentemente usados para tratar esquizofrenia, atuam bloqueando os receptores de dopamina.

A dopamina é um neurotransmissor versátil, desempenhando papéis críticos em funções que variam desde movimento até o nosso sentido de realização e bem-estar. A complexidade e a amplitude de suas funções tornam a dopamina um dos neurotransmissores mais intrigantes e importantes para entendermos a arquitetura e a funcionalidade do cérebro humano.

Assim, a dopamina é mais do que apenas o "neurotransmissor do prazer"; é um elemento crítico que contribui para a complexa tapeçaria da cognição, emoção e comportamento.

5. SEROTONINA: O REGULADOR DO HUMOR E DO BEM-ESTAR

Introdução

A serotonina é frequentemente referida como o "neurotransmissor do bem-estar", uma designação que destaca sua influência proeminente na regulação do humor, ansiedade e felicidade. Mas sua atuação não se limita apenas a estes aspectos; a serotonina também está envolvida em funções como regulação do sono, apetite e dor.

Origem e Síntese

A serotonina é originada do aminoácido triptofano, uma molécula que deve ser adquirida através da dieta. Uma vez no organismo, o triptofano é convertido em 5-hidroxitriptofano (5-HTP) e, posteriormente, em serotonina, através de uma série de reações enzimáticas.

Mecanismo de Ação

A ação da serotonina é mediada através da ligação a uma família de receptores conhecidos como receptores de 5-HT. Estes receptores são classificados em vários subtipos, como 5-HT1A, 5-HT2A e assim por diante, cada um com suas próprias funções e localizações no cérebro.

Funções Fisiológicas

Regulação do Humor: A serotonina é crucial para manter um estado emocional estável. Baixos níveis deste neurotransmissor são associados com estados depressivos.

Sono: A serotonina é um precursor da melatonina, o hormônio responsável pela regulação do sono.

Apetite: A serotonina também regula o apetite, particularmente a ingestão de carboidratos.

Implicações Clínicas

Desbalanços nos níveis de serotonina estão frequentemente associados com condições como depressão, transtorno de ansiedade e insônia. Antidepressivos, como os inibidores seletivos de recaptação de serotonina (ISRS), são frequentemente prescritos para regular os níveis deste neurotransmissor.

Embora frequentemente seja simplificada como o neurotransmissor do "bem-estar", a serotonina tem um perfil de atuação muito mais amplo e complexo, regulando desde funções fisiológicas até comportamentais. A compreensão da serotonina e de sua ação no cérebro é crucial para entender diversas condições médicas e psicológicas, bem como para o desenvolvimento de estratégias terapêuticas mais eficazes.

6. NORADRENALINA (NE) OU NOREPINEFRINA: O NEUROTRANSMISSOR DA ATENÇÃO.

Noradrenalina, também conhecida como norepinefrina, é um neurotransmissor catecolamina que desempenha um papel fundamental na regulação do foco, atenção e estados de alerta. Embora comumente associada ao sistema nervoso simpático, onde atua como um hormônio liberado em situações de estresse, ela também é abundante no cérebro, particularmente no *locus coeruleus.*

Síntese e Degradação

A noradrenalina é sintetizada a partir da dopamina através da ação da enzima dopamina-beta-hidroxilase. A sua degradação ocorre principalmente através das enzimas monoamina oxidase (MAO) e catecol-O-metiltransferase (COMT).

Mecanismo de Ação

Este neurotransmissor age principalmente através dos receptores adrenérgicos alfa e beta. A ativação desses receptores pode tanto estimular como inibir neurônios alvo, dependendo do tipo e localização do receptor, bem como das condições fisiológicas.

Funções Fisiológicas

Regulação do Arousal: A noradrenalina é crucial para manter o cérebro alerta e focado.

Resposta ao Estresse: Atua em conjunto com a adrenalina para preparar o corpo para a "luta ou fuga".

Controle da Pressão Arterial: A noradrenalina pode induzir a contração dos vasos sanguíneos, aumentando a pressão arterial.

Implicações Clínicas

Anormalidades nos níveis de noradrenalina têm sido implicadas em uma variedade de condições, incluindo transtorno de déficit de atenção e hiperatividade (TDAH), depressão e ansiedade. Fármacos que atuam nos receptores de noradrenalina são frequentemente usados para tratar essas e outras condições.

Conclusão

A noradrenalina é um neurotransmissor extremamente versátil que está intrinsecamente envolvido em múltiplos aspectos da função cerebral e fisiológica. Compreender seus mecanismos de ação e funções pode abrir portas para terapêuticas mais eficazes em uma ampla gama de distúrbios neuropsiquiátricos.

A noradrenalina é mais do que apenas o "neurotransmissor do estresse"; ela é fundamental para a manutenção do estado de alerta e pode influenciar uma ampla gama de funções fisiológicas e comportamentais.

7. ADRENALINA OU EPINEFRINA: O NEUROTRANSMISSOR DA "LUTA OU FUGA"

Adrenalina, também conhecida como epinefrina, é um neurotransmissor e hormônio que está na vanguarda da resposta de "luta ou fuga" do corpo. Este poderoso mensageiro químico é produzido nas glândulas adrenais e tem ações tanto no sistema nervoso central quanto no sistema nervoso periférico.

Síntese e Degradação

A adrenalina é sintetizada a partir da noradrenalina em um processo catalisado pela enzima feniletanolamina N-metiltransferase (PNMT), principalmente nas glândulas adrenais. A sua degradação ocorre de forma semelhante à noradrenalina, através das enzimas monoamina oxidase (MAO) e catecol-O-metiltransferase (COMT).

Mecanismo de Ação

A adrenalina atua principalmente através dos receptores adrenérgicos alfa e beta, que são proteínas de membrana celular que transduzem o sinal externo em uma variedade de respostas celulares.

Funções Fisiológicas

Resposta ao Estresse: A adrenalina é talvez mais famosa por seu papel na resposta ao estresse agudo, preparando o corpo para uma ação rápida.

Metabolismo: Ela aumenta a taxa metabólica, preparando o corpo para um gasto de energia iminente.

Sistema Cardiovascular: A adrenalina tem um poderoso efeito sobre o coração e os vasos sanguíneos, geralmente aumentando a frequência cardíaca e a pressão arterial.

Implicações Clínicas

Desequilíbrios na produção ou regulação da adrenalina podem estar associados a uma série de condições médicas, incluindo ansiedade, hipertensão e certos tipos de insuficiência cardíaca. Além disso, a adrenalina sintética é frequentemente usada em tratamentos de emergência para choque anafilático e parada cardíaca.

A adrenalina é um dos neurotransmissores mais eficazes e versáteis, com efeitos que variam desde o aumento da frequência cardíaca e pressão arterial até a preparação do corpo para o desempenho físico extremo. Sua importância tanto no âmbito fisiológico quanto clínico não pode ser subestimada, fazendo dela um foco contínuo de pesquisa e aplicação médica.

8. HISTAMINA: O GUARDIÃO IMUNOLÓGICO E REGULADOR DO SONO

A histamina é um neurotransmissor e também uma amina biogênica que desempenha um papel crucial em uma série de funções fisiológicas. Embora seja mais conhecida pelo seu papel na resposta imune e inflamatória, a histamina também é vital para a regulação do sono, apetite e funções cognitivas.

Síntese e Degradação

A histamina é sintetizada a partir do aminoácido histidina pela enzima histidina descarboxilase. Ela é armazenada em vesículas e liberada por certos tipos de células, incluindo mastócitos e basófilos. A degradação da histamina é feita principalmente através das enzimas diamina oxidase (DAO) e histamina-N-metiltransferase (HNMT).

Mecanismo de Ação

A histamina age por meio de quatro subtipos de receptores histamínicos: H1, H2, H3 e H4. Cada receptor tem uma distribuição tecidual distinta e induz respostas celulares variadas.

Funções Fisiológicas

Resposta Imune: A histamina é liberada durante respostas alérgicas e inflamatórias, causando os sintomas típicos como prurido, eritema e edema.

Regulação do Sono: Os neurônios histaminérgicos do hipotálamo são cruciais para manter o estado de alerta e regular os ciclos de sono-vigília.

Secreção Gástrica: A histamina é também essencial para a regulação da secreção ácida no estômago via receptores H2.

Implicações Clínicas

Desregulações nos níveis de histamina ou em seus receptores estão associadas a diversas condições, como alergias, insônia, doença do refluxo gastroesofágico (DRGE) e até mesmo alguns transtornos neurológicos. Anti-histamínicos que atuam em diferentes subtipos de receptores histamínicos são utilizados terapeuticamente para tratar várias dessas condições.

A histamina é um neurotransmissor polivalente com importantes funções tanto no sistema imunológico quanto no sistema nervoso central. Sua ação diversificada e a possibilidade de desregulação tornam sua compreensão crítica para diversas áreas da medicina e da pesquisa biomédica.

Dada a sua importância multifacetada, o estudo da histamina e de seus receptores continua sendo uma área ativa e fundamental de pesquisa biomédica, com implicações que vão desde a imunologia até a neurologia.

9. ENDORFINAS: OS ANALGÉSICOS NATURAIS DO CORPO

As endorfinas compõem uma classe de

neurotransmissores peptídicos que atuam como analgésicos naturais do corpo, ajudando a aliviar a dor e promovendo sensações de bem-estar e satisfação. Originárias principalmente do sistema nervoso central e da glândula pituitária, essas substâncias bioativas têm efeitos comparáveis aos dos opiáceos, como a morfina, mas são produzidas naturalmente pelo corpo humano.

Síntese e Degradação

As endorfinas são produzidas a partir de precursores proteicos maiores, como a proopiomelanocortina (POMC). A liberação desses neurotransmissores peptídicos ocorre em resposta a estímulos como estresse e dor. Uma vez liberadas, elas se ligam aos receptores opioides para exercer seus efeitos.

Mecanismo de Ação

As endorfinas atuam por meio dos receptores opioides μ (mu), δ (delta) e κ (kappa), os quais, quando ativados, resultam na inibição da liberação de neurotransmissores excitatórios, como a substância P e o glutamato. Isso ajuda a reduzir a percepção de dor e a promover um estado de tranquilidade.

Funções Fisiológicas

Alívio da Dor: A ligação de endorfinas aos receptores opioides resulta em efeitos analgésicos, minimizando a sensação de dor.

Sensação de Bem-Estar: Estas substâncias também estão relacionadas à sensação de prazer e são frequentemente liberadas durante atividades prazerosas como comer e fazer exercícios.

Modulação do Estresse: As endorfinas desempenham um papel na resposta ao estresse, ajudando a equilibrar o humor e promovendo um sentido de bem-estar geral.

Implicações Clínicas

O entendimento das endorfinas tem profundas implicações para a medicina da dor e a psiquiatria. O uso de medicamentos que mimetizam a ação das endorfinas (como os opiáceos) ou que promovem sua liberação tem sido uma estratégia terapêutica em diversas condições médicas, incluindo dor crônica e depressão.

As endorfinas desempenham uma função complexa e multifacetada em nosso bem-estar físico e emocional. Seu estudo e a compreensão de seus mecanismos de ação podem desbloquear novas vias terapêuticas para uma variedade de doenças, desde distúrbios de dor crônica até condições emocionais como a depressão. A investigação contínua desse neurotransmissor intrincado promete revelar ainda mais sobre sua relevância e potencial em campos médicos e psicológicos.

10. ENCEFALINAS: MODULADORES DA DOR E DO ESTRESSE

As encefalinas, pequenos peptídeos que atuam como neurotransmissores, desempenham um papel crucial na modulação da dor e na resposta ao estresse. Semelhantes às endorfinas em termos de estrutura e função, estas substâncias se ligam principalmente aos receptores opioides delta, exercendo um efeito inibitório sobre a transmissão de sinais dolorosos e regulando respostas emocionais.

Síntese e Degradação

As encefalinas são sintetizadas a partir de precursores maiores, como as proencefalinas, e são degradadas por enzimas específicas, como as endopeptidases neutras. Este ciclo de síntese e degradação é cuidadosamente regulado para manter o equilíbrio neuroquímico.

Mecanismo de Ação

Semelhante ao modo de ação das endorfinas, as encefalinas se ligam a receptores opioides, particularmente ao tipo delta, e inibem a liberação de neurotransmissores excitatórios, como a substância P, que estão envolvidos na transmissão da dor.

Funções Fisiológicas

Analgesia: A principal função das encefalinas é servir como analgésicos endógenos, modulando a percepção da dor.

Modulação do Comportamento: Além do seu papel na dor, as encefalinas também influenciam outros comportamentos, como alimentação, beber e resposta ao estresse.

Sistema Imunológico: Há evidências crescentes de que as encefalinas também podem desempenhar um papel na modulação do sistema imunológico.

Implicações Clínicas

Compreender a função e a regulação das encefalinas pode levar a novas estratégias terapêuticas para condições como dor crônica, ansiedade e até mesmo distúrbios imunológicos. Já existem fármacos que simulam ou potencializam a ação das encefalinas, e a pesquisa continua para encontrar métodos mais eficazes e seguros para a manipulação desses peptídeos endógenos.

As encefalinas, apesar de menos estudadas do que as endorfinas, detêm um potencial significativo para a medicina e a pesquisa em neurociência. Seu papel na modulação da dor e do comportamento as torna um alvo intrigante para novas terapias que buscam aliviar o sofrimento humano em diversas frentes.

11. DINORFINAS: O NEUROTRANSMISSOR DA MODULAÇÃO DO HUMOR E DOR

Dinorfinas são uma classe de peptídeos opioides que exercem funções específicas, diferenciando-se das endorfinas e encefalinas, principalmente pela sua afinidade pelos receptores opioides do tipo kappa. Este tipo de receptor está envolvido em diversas funções fisiológicas e psicológicas, tornando as dinorfinas substâncias de relevância tanto para o controle da dor quanto para o humor.

Síntese e Degradação

As dinorfinas são geradas através da clivagem proteolítica da pró-dinorfina, que é o seu precursor. A regulação da síntese de dinorfinas é um fenômeno complexo, influenciado por uma série de fatores, como inflamação e estresse. Assim como outros peptídeos, as dinorfinas são degradadas rapidamente no sistema nervoso central por enzimas peptidásicas.

Mecanismo de Ação

Ao se ligarem aos receptores opioides kappa, as dinorfinas têm um efeito essencialmente inibitório, reduzindo a liberação de neurotransmissores excitatórios. Contudo, os efeitos das dinorfinas são ambivalentes: enquanto podem mitigar a dor, também podem induzir efeitos disfóricos ou depressivos.

Funções Fisiológicas

Modulação da Dor: As dinorfinas contribuem para a inibição da percepção de dor aguda e crônica, especialmente em estados patológicos.

Regulação do Humor: Estas substâncias têm um papel complexo na regulação do humor, podendo induzir estados de disforia ou depressão.

Estresse e Resposta Imune: A liberação de dinorfinas também está relacionada com situações de estresse físico ou emocional, tendo um papel na modulação do sistema imune.

Implicações Clínicas

O estudo das dinorfinas é vital para a compreensão de condições como dor crônica, transtornos de humor e respostas ao estresse. Farmacologicamente, antagonistas dos receptores kappa estão sendo investigados como potenciais tratamentos para a depressão e transtornos relacionados ao estresse.

As dinorfinas são cruciais para a compreensão do equilíbrio entre a percepção de dor e o estado emocional. Embora sejam menos conhecidas em comparação com outros opioides endógenos, como as endorfinas, elas representam um campo fascinante e em crescimento na pesquisa neurocientífica.

12. OXITOCINA: O NEUROTRANSMISSOR DA LIGAÇÃO SOCIAL E DO AMOR MATERNO

A oxitocina é um neurotransmissor e hormônio peptídico que exerce múltiplas funções tanto no cérebro como em outros órgãos. Conhecida popularmente como o "hormônio do amor" ou "hormônio da ligação", a oxitocina é profundamente envolvida em processos sociais, comportamentais e reprodutivos.

Síntese e Degradação

Produzida principalmente pelo hipotálamo, a oxitocina é armazenada e liberada pela glândula pituitária posterior. Sua síntese é regulada por uma série de estímulos, que incluem interações sociais, amamentação e situações de estresse.

Mecanismo de Ação

A oxitocina atua ligando-se a receptores específicos localizados em várias regiões do cérebro e do corpo. No sistema nervoso central, ela está envolvida na modulação de comportamentos sociais e emocionais. Em outros órgãos, como o útero e as glândulas mamárias, desempenha funções cruciais durante o parto e a lactação.

Funções Fisiológicas

Ligação Social: Estudos mostram que a oxitocina desempenha um papel fundamental na formação de ligações sociais, como entre mãe e filho ou entre parceiros.

Comportamento Sexual: A oxitocina também está envolvida na regulação do comportamento sexual, aumentando a sensação de prazer e ligação.

Resposta ao Estresse: O hormônio tem um efeito calmante e é liberado em resposta ao toque e conforto, o que pode mitigar a resposta ao estresse.

Implicações Clínicas

A oxitocina tem sido objeto de intensa pesquisa em áreas que incluem psicologia, obstetrícia e neurociência comportamental. Suas aplicações potenciais incluem o tratamento de condições como ansiedade social, transtornos do espectro autista e até mesmo depressão pós-parto.

A oxitocina é um neurotransmissor fascinante, cujos efeitos vão muito além da sua função mais conhecida na reprodução. Sua capacidade de influenciar uma ampla gama de comportamentos e estados emocionais faz dela um dos tópicos mais intrigantes e promissores na neurociência contemporânea.

13. VASOPRESSINA: O NEUROTRANSMISSOR DA RETENÇÃO HÍDRICA E DA REGULAÇÃO SOCIAL

A vasopressina, também conhecida como hormônio antidiurético (ADH), é um neuropeptídeo que desempenha papéis cruciais em várias funções fisiológicas. Embora sua função mais notória seja a regulação do equilíbrio hídrico no corpo, a vasopressina também atua em diversas outras áreas, incluindo comportamento social e regulação do sistema cardiovascular.

Síntese e Liberação

Semelhante à oxitocina, a vasopressina é produzida no hipotálamo e armazenada na glândula pituitária posterior. O hormônio é liberado em resposta a diversos estímulos, incluindo baixa pressão arterial e concentrações elevadas de solutos no plasma.

Mecanismo de Ação

A vasopressina atua se ligando a receptores específicos nos rins, vasos sanguíneos e cérebro. Nos rins, ela aumenta a reabsorção de água, ajudando assim a regular o equilíbrio de fluidos e eletrólitos no corpo.

Funções Fisiológicas

Retenção Hídrica: A principal função da vasopressina é manter o equilíbrio de fluidos corporais. Ela faz isso ao aumentar a permeabilidade dos túbulos renais à água, o que resulta em uma urina mais concentrada.

Regulação Cardiovascular: A vasopressina também pode induzir a vasoconstrição, o que ajuda a elevar a pressão arterial.

Comportamento Social: Estudos em roedores sugerem que a vasopressina pode influenciar comportamentos sociais, embora essa função não seja tão bem compreendida como em seu análogo, a oxitocina.

Implicações Clínicas

Desequilíbrios nos níveis de vasopressina estão associados a várias condições médicas, incluindo diabetes insipidus e a síndrome de secreção inadequada de hormônio antidiurético (SIADH). Além disso, a vasopressina sintética é frequentemente utilizada em cenários clínicos para tratar choque séptico e insuficiência cardíaca.

A vasopressina é um hormônio versátil com uma gama de funções que vão desde a regulação do equilíbrio hídrico até possíveis efeitos sobre o comportamento social. Sua complexidade funcional a torna uma área fascinante de estudo em medicina e neurociência, com potenciais aplicações terapêuticas que ainda estão sendo exploradas.

14. SUBSTÂNCIA P: O NEUROTRANSMISSOR DA DOR E DO ESTRESSE

A Substância P, um peptídeo composto por 11 aminoácidos, é um neurotransmissor que atua predominantemente como mediador da dor e do estresse. Esta molécula fascinante não só nos ajuda a compreender os mecanismos subjacentes à percepção da dor, mas também lança luz sobre a complexidade da resposta ao estresse.

Síntese e Liberação

A Substância P é sintetizada em neurônios sensoriais e liberada em regiões específicas do sistema nervoso, incluindo a medula espinhal e o sistema límbico. Sua liberação é frequentemente estimulada por eventos nocivos ou estressantes.

Mecanismo de Ação

Quando liberada, a Substância P se liga a receptores específicos, como o receptor NK1, ativando assim vias que levam à sensação de dor ou ao lançamento de respostas ao estresse. É também um modulador da inflamação, influenciando a ação de outras citocinas e células imunológicas.

Funções Fisiológicas

Modulação da Dor: A principal função da Substância P é a transmissão de sinais de dor do local da lesão até o sistema nervoso central.

Resposta ao Estresse: Além de sua função na percepção da dor, a Substância P também está envolvida na resposta ao estresse, agindo no sistema límbico.

Inflamação: A Substância P desempenha um papel na modulação de processos inflamatórios, afetando a liberação de outras citocinas e a ativação de células imunológicas.

Implicações Clínicas

O entendimento dos mecanismos da Substância P pode levar a novas abordagens terapêuticas para o tratamento de condições como a dor crônica e distúrbios relacionados ao estresse. Antagonistas específicos para o receptor NK1 já estão em fases de teste clínico para diversas aplicações.

A Substância P é um neurotransmissor crucial para a compreensão da neurobiologia da dor e do estresse. Seu papel como mediador de processos tão fundamentais faz dela um foco importante para pesquisas futuras, com o potencial para revolucionar o tratamento de diversas condições patológicas.

15. OPIOIDES ENDÓGENOS: MODULADORES INATOS DA DOR E DO BEM-ESTAR

Opioides endógenos, que incluem endorfinas, encefalinas e dinorfinas, são peptídeos que imitam a ação de drogas opióides, como a morfina. Produzidos naturalmente pelo organismo, esses compostos são vitais para a modulação da dor e o controle de estados emocionais.

Síntese e Liberação

Esses peptídeos são sintetizados a partir de

precursores maiores e são armazenados em vesículas em neurônios específicos. Sua liberação é geralmente ativada por estímulos como dor ou estresse, e também durante atividades que causam prazer ou satisfação.

Mecanismo de Ação

Os opioides endógenos se ligam a receptores opioides específicos (mu, kappa e delta) nas membranas neuronais. Ao fazer isso, inibem a liberação de neurotransmissores excitatórios e causam hiperpolarização das células-alvo, resultando na redução da percepção da dor e indução de estados de bem-estar.

Funções Fisiológicas

Modulação da Dor: Esses compostos agem em diferentes partes do sistema nervoso para reduzir a sensação de dor, tanto periférica quanto centralmente.

Efeitos Emocionais: Também estão associados à modulação do humor e podem induzir sensações de euforia ou diminuição da ansiedade.

Homeostase: Desempenham um papel na regulação do apetite, resposta ao estresse e até mesmo no sistema imunológico.

Implicações Clínicas

Os opioides endógenos são alvos de interesse para o tratamento da dor crônica e distúrbios emocionais. No entanto, a administração exógena de opioides pode levar ao desenvolvimento de tolerância e dependência, o que torna crucial o entendimento dessas substâncias endógenas para o desenvolvimento de terapias mais seguras e eficazes.

Opioides endógenos são mais do que apenas "químicos do bem-estar"; são mediadores sofisticados que desempenham papéis diversos e complexos em nosso corpo.

O estudo destas substâncias fascinantes oferece perspectivas intrigantes para futuras pesquisas em neurociência, anestesiologia, psicologia e medicina da dor.

16. ANANDAMIDA: O "NEUROTRANSMISSOR DA FELICIDADE"

A anandamida, um endocanabinoide, leva seu nome do sânscrito "ananda", que significa "felicidade, prazer, alegria e satisfação". Este neurotransmissor lipídico é um dos componentes mais interessantes do sistema endocanabinoide e atua como um mediador bioquímico que afeta uma ampla variedade de funções fisiológicas e comportamentais.

Síntese e Liberação

A anandamida é sintetizada a partir da membrana fosfolipídica neuronal "no local" e é liberada sob demanda, em vez de ser armazenada em vesículas. Ela é geralmente produzida e liberada em resposta a um estímulo que aumenta a concentração intracelular de cálcio.

Mecanismo de Ação

A anandamida liga-se principalmente aos receptores de canabinoides CB1 e CB2, que são receptores acoplados a proteínas G. Essa ligação modula a liberação de diversos neurotransmissores, incluindo dopamina e serotonina, e influencia funções como apetite, memória, dor e estados de humor.

Funções Fisiológicas

Regulação do Humor: Estudos indicam que a anandamida pode ter um papel em processos como ansiedade, depressão e resposta ao estresse.

Controle da Dor: A anandamida é conhecida por sua capacidade de modular a percepção da dor, tanto periférica quanto centralmente.

Apetite e Metabolismo: Este neurotransmissor está envolvido na regulação do apetite, contribuindo para o comportamento alimentar.

Implicações Clínicas

A pesquisa sobre a anandamida é promissora para o desenvolvimento de terapêuticas na neurologia, psiquiatria e oncologia. No entanto, seu papel complexo e exige uma compreensão profunda para evitar efeitos colaterais indesejados.

A anandamida, com seu alcance fisiológico vasto e diversificado, continua a ser um dos neurotransmissores mais fascinantes e enigmáticos. Seu estudo pode abrir portas para abordagens terapêuticas inovadoras em diversas condições médicas, tornando-a um tema de pesquisa empolgante na neurociência moderna.

17. GLUCAGON: O REGULADOR DO METABOLISMO ENERGÉTICO

Apesar de ser mais frequentemente associado ao sistema endócrino, o glucagon também exerce funções notáveis como um neurotransmissor. Este peptídeo é amplamente reconhecido por seu papel crucial na regulação do metabolismo de glicose e ácidos graxos, mas suas ações no sistema nervoso central são uma área de pesquisa em crescimento.

Síntese e Liberação

O glucagon é sintetizado como um pró-hormônio, o proglucagon, principalmente nas células alfa do pâncreas, mas também em neurônios em várias partes do cérebro. Sua liberação é estimulada por uma variedade de fatores, incluindo baixos níveis de glicose no sangue, estresse e exercício.

Mecanismo de Ação

O glucagon age por meio da ligação ao receptor de glucagon, um receptor acoplado à proteína G, que subsequentemente ativa uma cascata de mensageiros secundários. No cérebro, o glucagon pode influenciar a liberação de outros neurotransmissores e participar da regulação da ingestão alimentar e da resposta ao estresse.

Funções Fisiológicas

Metabolismo Energético: O glucagon atua como um contrarregulador à insulina, promovendo a glicogenólise e a gluconeogênese hepáticas, o que eleva os níveis de glicose no sangue.

Regulação do Apetite: No sistema nervoso, o glucagon está implicado na regulação do apetite e da saciedade através de sua ação em circuitos neurais específicos.

Resposta ao Estresse: Há evidências de que o glucagon pode atuar no eixo hipotálamo-hipófise-adrenal (HHA), modulando a resposta ao estresse.

Implicações Clínicas

A manipulação dos níveis de glucagon está sendo investigada como uma possível intervenção terapêutica para distúrbios metabólicos como diabetes tipo 2. Além disso, seu papel no sistema nervoso abre a possibilidade para o tratamento de desordens neurodegenerativas e do apetite.

O glucagon é um protagonista multifacetado no palco biológico, não apenas como um regulador metabólico, mas também como um neurotransmissor com potencial significativo para futuras pesquisas em neurociência e medicina. A compreensão de suas diversas funções pode oferecer novas abordagens para o tratamento de uma variedade de condições médicas.

18. INSULINA: O NEUROTRANSMISSOR DA HOMEOSTASE ENERGÉTICA

A insulina é um hormônio peptídico produzido no pâncreas que desempenha um papel crítico na regulação do metabolismo. No entanto, menos conhecido é o seu papel como um neurotransmissor no sistema nervoso central, onde modula várias funções, incluindo memória, apetite e controle da dor.

Síntese e Liberação

Produzida nas células beta do pâncreas, a insulina é sintetizada como pró-insulina e posteriormente clivada para formar a molécula ativa. No cérebro, neurônios insulino-sensíveis estão distribuídos em várias áreas, como o hipotálamo, e estão envolvidos na regulação da homeostase energética.

Mecanismo de Ação

A insulina se liga a receptores específicos na membrana celular, ativando uma série de vias de sinalização intracelular que modulam o transporte de glicose, síntese proteica e outras funções celulares.

Funções Fisiológicas

Homeostase da Glicose: A principal função da insulina é facilitar a entrada de glicose nas células, reduzindo assim a glicemia.

Modulação do Apetite: No cérebro, a insulina age sobre neurônios específicos do hipotálamo para sinalizar saciedade, atuando assim como um regulador do apetite.

Plasticidade Neural: A insulina também tem sido mostrada para afetar a plasticidade sináptica, sugerindo um papel na aprendizagem e memória.

Implicações Clínicas

A resistência à insulina é um fator chave no desenvolvimento do diabetes tipo 2 e tem sido implicada em desordens neurológicas como a doença de Alzheimer. A compreensão do papel da insulina no sistema nervoso poderia levar a novas terapias para essas e outras condições.

A insulina é uma molécula versátil com múltiplas funções no corpo, incluindo sua atuação como neurotransmissor. O desvendamento de seus mecanismos de ação no cérebro oferece oportunidades excitantes para pesquisa futura e desenvolvimento de terapias inovadoras para distúrbios metabólicos e neurológicos.

19. ASPARTATO: O EMISSÁRIO EXCITATÓRIO

O aspartato, um aminoácido não essencial, é amplamente conhecido por sua função como neurotransmissor excitatório no sistema nervoso central. Embora menos proeminente que seu análogo mais conhecido, o glutamato, o aspartato desempenha papéis distintos em várias vias neurais e processos fisiológicos.

Síntese e Liberação

O aspartato é sintetizado no citoplasma celular a partir do oxaloacetato, um intermediário do ciclo de Krebs. Uma vez sintetizado, ele é armazenado em vesículas sinápticas e liberado em resposta ao potencial de ação.

Mecanismo de Ação

O aspartato atua como um neurotransmissor excitatório, interagindo com vários tipos de receptores ionotrópicos e metabotrópicos. A ativação destes receptores conduz à despolarização da membrana pós-sináptica, facilitando a transmissão do sinal neural.

Funções Fisiológicas

Neurotransmissão: O aspartato é envolvido na neurotransmissão excitatória, particularmente em regiões do cérebro associadas ao movimento e à sensação.

Metabolismo Energético: O aspartato também tem uma função metabólica, servindo como um substrato para a síntese de outras moléculas bioativas.

Desenvolvimento Neural: Pesquisas recentes sugerem que o aspartato pode ter um papel no desenvolvimento neural, influenciando a diferenciação e sobrevivência neuronal.

Implicações Clínicas

Alterações nos níveis de aspartato foram observadas em várias condições patológicas, incluindo lesões cerebrais traumáticas e doenças neurodegenerativas como a esclerose lateral amiotrófica (ELA).

O aspartato é uma substância intrigante com funções tanto metabólicas quanto neurotransmissoras. A compreensão de seu papel na fisiologia neural e nas doenças do sistema nervoso é crucial para o desenvolvimento de novas abordagens terapêuticas que visem modular sua atividade.

20. GLICINA: O MODULADOR INIBITÓRIO

A glicina é um aminoácido não essencial que assume uma função dupla no organismo: serve como um bloco construtor de proteínas e atua como um neurotransmissor. Notavelmente, a glicina é o principal neurotransmissor inibitório na medula espinhal e no tronco encefálico, modulando uma variedade de funções neurais.

Síntese e Armazenamento

A glicina é sintetizada a partir do aminoácido serina através da enzima serina hidroximetiltransferase. Uma vez formada, ela é armazenada em vesículas sinápticas nos terminais nervosos, prontas para serem liberadas em resposta a estímulos específicos.

Mecanismo de Ação

Quando liberada na fenda sináptica, a glicina se liga aos seus receptores específicos, conhecidos como receptores de glicina. Este evento leva à hiperpolarização da célula póssináptica, tornando mais difícil para essa célula atingir um potencial de ação. Em resumo, a glicina age como um freio, regulando a atividade neural.

Funções Fisiológicas

Controle Motor: A glicina desempenha um papel essencial na modulação da atividade dos neurônios motores, assegurando movimentos suaves e coordenados.

Dor e Sensação: A glicina também está implicada no processamento da dor e outras sensações, contribuindo para os mecanismos de modulação da dor no sistema nervoso central.

Funções Cognitivas: Embora seu papel seja menos claro, algumas evidências apontam para a participação da glicina em funções cognitivas como a atenção e a memória.

Implicações Clínicas

Disfunções no sistema glicinérgico estão associadas a uma série de patologias, incluindo a hiperplexia (uma sensibilidade exagerada a estímulos externos) e certas formas de epilepsia.

A glicina é um neurotransmissor inibitório crucial para a modulação da atividade neural. Entender sua ação e função pode oferecer novas abordagens para o tratamento de distúrbios neurológicos que envolvem desequilíbrios na neurotransmissão inibitória.

O CÉREBRO E SUAS PRINCIPAIS REGIÕES

Divisão e Funções dos Lobos Cerebrais

1. Lobo Frontal: O Centro Executivo do Cérebro

O lobo frontal é uma das regiões mais fascinantes e complexas do cérebro humano, atuando como o centro de controle para uma série de funções críticas que nos definem como indivíduos únicos. Localizado na parte anterior do cérebro, ele é uma verdadeira "sala de comando", responsável pela execução de ações que vão desde o planejamento de atividades simples, como fazer uma lista de compras, até tarefas mais complexas, como a tomada de decisões morais e éticas.

Em seu vasto território, o lobo frontal aloja o córtex pré-frontal, uma região que se tornou símbolo de nosso "eu" executivo. É o córtex pré-frontal que nos permite avaliar cenários, pesar prós e contras, e fazer escolhas informadas. Esse processo de deliberação consciente se manifesta em várias dimensões da vida cotidiana, como quando precisamos decidir entre seguir em uma carreira estável ou arriscar em um empreendimento inovador. A área motora primária, também localizada no lobo frontal, é a responsável por nossa coordenação motora, permitindo ações como escrever, desenhar e até mesmo falar, já que os músculos da fala também são controlados por esta região.

É também no lobo frontal que encontramos a Área de Broca, uma região especializada que nos permite formar frases e expressar-nos através da linguagem. A capacidade de comunicar pensamentos complexos e abstratos é uma das habilidades que nos separa de outras espécies e nos permite construir sociedades complexas. Este domínio da linguagem também está intimamente ligado à nossa capacidade de compreender e interpretar o mundo social à nossa volta, uma função que, novamente, deve sua eficácia à atividade do lobo frontal.

As implicações clínicas de disfunções no lobo frontal são graves e diversificadas. Transtornos como o Transtorno de Déficit de Atenção e Hiperatividade (TDAH), a esquizofrenia e diversas formas de demência apresentam alterações na funcionalidade dessa região cerebral. No caso do TDAH, por exemplo, dificuldades em manter a atenção e controlar impulsos são sintomas frequentemente associados a anormalidades nessa área.

O lobo frontal é, em última análise, o epicentro de nossa complexidade, o núcleo de nossa identidade e a fonte de nossas habilidades mais distintivamente humanas. Compreender este lobo não é apenas um exercício acadêmico, mas um imperativo clínico que pode levar a tratamentos mais eficazes para uma série de condições neurológicas e psiquiátricas que afetam milhões de pessoas em todo o mundo.

A importância do lobo frontal se estende ainda ao domínio das emoções. Embora tradicionalmente considerado um epicentro da cognição e da razão, estudos recentes têm demonstrado seu papel crucial na regulação emocional. Através de conexões intrincadas com o sistema límbico, o lobo frontal é capaz de modular nossas respostas emocionais, permitindo-nos manter um estado de equilíbrio emocional, mesmo diante de situações estressantes ou desafiantes. Essa função se torna especialmente aparente quando observamos casos de lesões focais nessa região, que frequentemente resultam em alterações de comportamento e personalidade, incluindo impulsividade, irritabilidade e até mesmo agressividade.

Mas o lobo frontal não trabalha isoladamente. Ele faz parte de uma rede neurálgica complexa e é altamente interconectado com outros lobos e estruturas cerebrais.

Por exemplo, a interação entre o lobo frontal e o lobo parietal é fundamental para o processo de atenção seletiva, um mecanismo que nos permite focar em informações relevantes enquanto filtramos estímulos distrativos. Da mesma forma, suas conexões com o lobo temporal são vitais para o processamento da memória e da linguagem, funções indispensáveis na nossa interação com o mundo e com as pessoas ao nosso redor.

Talvez uma das características mais notáveis do lobo frontal seja sua plasticidade. Em comparação com outras regiões cerebrais, ele demora mais para atingir seu pleno desenvolvimento, continuando a amadurecer bem até o início da idade adulta. Essa plasticidade prolongada fornece uma janela de oportunidade para a aprendizagem e adaptação, mas também torna essa região especialmente vulnerável a influências externas, tanto positivas quanto negativas. Fatores como educação, ambiente social e até mesmo nutrição podem ter um impacto duradouro na arquitetura e funcionalidade do lobo frontal.

O fascínio por essa região do cérebro não é meramente teórico ou didático; ele carrega implicações práticas e terapêuticas profundas. Terapias focadas no fortalecimento das funções executivas, por exemplo, têm mostrado promessa no tratamento de condições como depressão e TDAH. O entendimento mais aprofundado do lobo frontal e de suas múltiplas funções pode ser a chave para decifrar alguns dos mistérios mais intrigantes da mente humana e, consequentemente, para o desenvolvimento de intervenções clínicas mais eficazes.

Para concluir, o lobo frontal serve como uma espécie de "centro de comando" para funções superiores, demonstrando um alcance de influência que permeia desde tarefas mundanas até decisões que podem ser transformadoras. A complexidade dessa região cerebral não deve ser subestimada; ela é um mosaico de áreas funcionais e redes neurais que trabalham de forma sincronizada para produzir o que consideramos ser a experiência humana.

A sua plasticidade e período prolongado de desenvolvimento fazem dele um alvo ideal para intervenções educacionais e terapêuticas, mas também sinalizam uma vulnerabilidade especial a influências negativas como trauma, abuso e substâncias neurotóxicas. A compreensão da anatomia e das funções do lobo frontal não é apenas um exercício acadêmico, mas um imperativo para todos aqueles interessados em saúde mental, educação e bem-estar humano.

Portanto, enquanto avançamos em nossa jornada exploratória do cérebro humano, o lobo frontal emerge como uma estrutura que é tanto um modelo de competência funcional quanto um espelho das múltiplas dimensões da nossa existência. Ele encapsula os atributos mais elevados do que significa ser humano, enquanto nos lembra da nossa contínua necessidade de cuidado, compreensão e, acima de tudo, de pesquisa contínua. Se o cérebro é a última fronteira da biologia, então o lobo frontal é, indubitavelmente, um de seus territórios mais intrigantes e promissores.

2. Lobo Parietal: Sofisticada Estação de Integração Sensorial E Sensitiva.

O lobo parietal é uma vasta expansão de tecido neural situada imediatamente atrás do lobo frontal e acima do lobo temporal. Ao contrário do lobo frontal, cujas funções abrangem uma ampla gama de atividades cognitivas e emocionais, o lobo parietal está intrinsecamente ligado à percepção sensorial e à integração espacial. Mas isso de modo algum diminui sua importância; de fato, a sofisticação com que essa região do cérebro processa informações sensoriais é fundamental para nossa interação com o mundo exterior.

Ao se adentrar no intricado mundo do lobo parietal, é impossível não se impressionar com a precisão com que ele decodifica uma variedade de estímulos, desde a sensação de um toque suave na pele até a percepção complexa de onde exatamente um objeto se encontra no espaço. O córtex somatossensorial, uma das áreas mais estudadas do lobo parietal, é o centro principal para o processamento de informações táteis, proprioceptivas e nociceptivas. Aqui, as sensações do corpo são transformadas em percepções conscientes, permitindo-nos sentir e reagir ao ambiente de maneira precisa.

Além de suas funções sensoriais, o lobo parietal desempenha um papel crítico na nossa habilidade de navegar pelo espaço. A orientação espacial não é um atributo trivial; é a base para atividades tão variadas quanto pegar uma xícara de café pela manhã e navegar por uma cidade desconhecida. Distúrbios neste sistema podem levar a dificuldades como a desorientação e a incapacidade de reconhecer objetos e espaços, o que pode ser debilitante.

É também no lobo parietal que reside nossa capacidade de realizar cálculos aritméticos simples e de realizar tarefas que requerem manipulação mental de objetos. Estudos com neuroimagem revelaram uma atividade significativa no lobo parietal durante tarefas que envolvem cálculos matemáticos, sugerindo um papel importante na cognição numérica.

A falha em qualquer uma de suas múltiplas funções pode afetar adversamente a qualidade de vida e a funcionalidade de um indivíduo. Assim como o lobo frontal, o lobo parietal é uma região cerebral que merece nossa atenção e estudo contínuos, seja você um estudioso das neurociências ou um curioso sobre o funcionamento do cérebro humano.

O fascínio pelo lobo parietal se estende ainda mais quando consideramos suas interações com outras regiões do cérebro. Por exemplo, a conectividade funcional entre o lobo parietal e o lobo frontal é crucial para a execução de tarefas que exigem atenção seletiva. Imagine que você esteja em uma festa barulhenta e alguém comece a falar seu nome do outro lado da sala. A habilidade de focar sua atenção auditiva, ignorando outros estímulos, envolve uma rede neural que inclui tanto o lobo frontal quanto o parietal.

A relevância do lobo parietal também se manifesta em condições patológicas. Síndromes como a de negligência espacial unilateral, frequentemente decorrentes de lesões no lobo parietal direito, causam um déficit notável na percepção e no processamento de um lado do espaço. Isso ilustra o quão fundamental é esta região cerebral para nossa interação diária com o mundo que nos rodeia.

Estudos recentes também apontam para a importância do lobo parietal na espiritualidade e na experiência religiosa. Atividades como a meditação parecem modificar a atividade e a estrutura desta região, embora essas descobertas ainda sejam objeto de debate e investigação científica.

Em âmbitos mais práticos, como a neurocirurgia, um conhecimento detalhado do lobo parietal é essencial. Cirurgias para remover tumores ou tratar epilepsia exigem um mapeamento preciso dessa região para minimizar os riscos de déficits funcionais pós-operatórios.

O estudo do lobo parietal oferece, portanto, uma visão profunda não apenas de como percebemos e interagimos com nosso ambiente, mas também de como esses processos podem ser afetados por diversas condições patológicas. Ao decifrar os segredos deste lobo, não estamos apenas explorando um fragmento isolado do cérebro;

estamos desvendando aspectos essenciais do que significa ser humano. E neste cenário em constante evolução da neurociência, cada nova descoberta nos aproxima um pouco mais de compreender a complexidade e a beleza de nossa existência.

Para concluir, o lobo parietal não é apenas um centro de processamento sensorial e espacial; é um hub neural multifacetado que participa de uma gama de tarefas cognitivas e emocionais. Ele desempenha papéis fundamentais que vão desde a orientação espacial e habilidades motoras até aspectos da cognição social e, possivelmente, da espiritualidade. Além disso, sua complexa rede de conexões com outras áreas cerebrais faz dele um componente crucial para a execução de tarefas que requerem integração sensorial e cognitiva.

A compreensão dessa região nos fornece insights valiosos sobre várias condições neurológicas e psiquiátricas, bem como sobre as estratégias terapêuticas que poderiam ser empregadas para tratá-las. À medida que continuamos a descobrir os mistérios do lobo parietal, também ampliamos nossa compreensão de como o cérebro, como um todo, realiza suas funções extraordinárias.

Em última análise, o lobo parietal serve como um microcosmo da neurociência como um campo interdisciplinar: é um ponto de intersecção onde anatomia, fisiologia, psicologia, medicina e até mesmo filosofia se encontram. Este é o cerne do que torna o estudo do cérebro tão fascinante; ele oferece uma janela para as complexidades do comportamento humano e da experiência subjetiva. E enquanto nos esforçamos para desenterrar mais de seus segredos, sem dúvida continuaremos a ser surpreendidos pelo que descobrimos.

3. O Lobo Temporal: Orquestrador da Audição, Memória e Emoção

Aninhado abaixo dos lobos frontal e parietal e estendendo-se lateralmente em ambos os lados do cérebro, encontramos o lobo temporal. Esta região é notória por suas multifacetadas funções, engajando-se em tarefas que variam desde o processamento auditivo até funções mais complexas, como a formação e recuperação da memória e a regulação das emoções.

A audição é, talvez, a função mais imediatamente associada ao lobo temporal. O córtex auditivo primário localiza-se nesta área e é crucial para a decodificação e interpretação dos sons. No entanto, é a interação deste córtex com outras áreas do cérebro que permite o que nós entendemos como "escutar." A audição não é apenas uma recepção passiva de ondas sonoras; é um processo ativo que envolve a decifração de padrões, o reconhecimento de sinais emocionais na fala e, em alguns casos, a tradução desses sons em significado simbólico, como ocorre na compreensão da linguagem.

Memória e emoção são outras duas funções que também chamam o lobo temporal para o palco. A formação da memória episódica — aquela ligada a eventos específicos de nossa vida — ocorre aqui, com a ajuda crucial do hipocampo, uma estrutura situada profundamente no lobo temporal. O mesmo vale para a memória semântica, que diz respeito ao armazenamento de fatos e conceitos. Além disso, é aqui que o sistema límbico encontra um de seus principais centros, tornando o lobo temporal um ator chave na regulação e interpretação das emoções.

É interessante notar que o lobo temporal também tem um papel na percepção e reconhecimento de faces, uma função social vital. Essa tarefa é tão crucial que uma área específica do lobo, conhecida como área fusiforme da face, é dedicada quase exclusivamente a ela.

Dada sua ampla gama de funções, não é surpreendente que o dano ao lobo temporal possa resultar em uma variedade de condições patológicas. Estas podem variar desde surdez cortical até amnésia grave e, em casos extremos, síndromes como a de Capgras, onde o paciente acredita que pessoas conhecidas foram substituídas por impostores.

Em síntese, o lobo temporal é um protagonista versátil na trama complexa do funcionamento cerebral. Ele não apenas desempenha um papel vital em funções sensoriais específicas, mas também participa ativamente de redes neurais que suportam a memória, a emoção e a cognição social. Sua multifuncionalidade reflete a intricada sinfonia de processos que dão origem à nossa experiência consciente e, como tal, continua a ser uma área de intensa investigação e fascínio na neurociência contemporânea.

O lobo temporal também participa ativamente na navegação e reconhecimento espacial. Embora o hipocampo seja tradicionalmente associado à memória, pesquisas recentes têm destacado seu papel no mapeamento espacial e na orientação. O hipocampo funciona em estreita colaboração com outras estruturas do lobo temporal para nos ajudar a situar no espaço e a entender as relações espaciais entre objetos.

Outra função fascinante do lobo temporal é sua participação em fenômenos como a música e o ritmo. Além de processar características básicas do som, como tom e volume, esta região cerebral também contribui para a nossa apreciação da música, trabalhando em conjunto com outras áreas do cérebro para evocar as respostas emocionais que muitas vezes acompanham a audição musical.

Não se pode falar do lobo temporal sem mencionar sua importância no processamento da linguagem. A área de Wernicke, situada na parte posterior do lobo temporal esquerdo, é vital para a compreensão da linguagem falada e escrita. É aqui que palavras e frases são convertidas em significado, permitindo-nos entender o mundo ao nosso redor através da linguagem. Lesões nessa área podem resultar em afasias de compreensão, onde a capacidade de entender a linguagem é comprometida, mas a habilidade de falar permanece intacta.

O lobo temporal também tem uma relevância clínica considerável. É o local onde certas formas de epilepsia, como a síndrome de TLE (Epilepsia do Lobo Temporal), geralmente se originam. Além disso, a deterioração do tecido nesta região tem sido associada a doenças neurodegenerativas como o Alzheimer.

O lobo temporal, portanto, é uma região cerebral de surpreendente complexidade e versatilidade. Sua influência estende-se por um vasto território de funções e fenômenos humanos, desde as mais fundamentais percepções sensoriais até as complexas nuances da emoção, memória e cognição social. A contínua pesquisa sobre suas múltiplas funções oferece algumas das mais promissoras avenidas para o entendimento da complexa orquestra que é o cérebro humano.

3. O Lobo Occipital: O cineasta Cerebral

O lobo occipital, situado na parte posterior do crânio, é muitas vezes referido como o centro de processamento visual do cérebro. Embora possa parecer um papel limitado, esse lobo desempenha funções de extrema complexidade e sutileza na nossa interação com o mundo. Pense em toda a gama de atividades que requerem visão, desde atividades quotidianas como ler e caminhar até tarefas mais complexas como interpretar gráficos em uma aula de estatística ou apreciar uma obra de arte. O lobo occipital está profundamente envolvido em todas essas operações, o que torna sua função nada menos que fenomenal.

Um dos aspectos mais fascinantes do lobo occipital é a forma como ele não apenas processa informação visual, mas também a organiza e a interpreta. Por exemplo, o córtex estriado, também conhecido como área V1, é o ponto inicial para o processamento da informação visual. Aqui, luz que entra pelos olhos é traduzida em informação neural que pode ser processada e interpretada. O detalhe impressionante é que V1 não se limita a receber informação; ele também segmenta esses dados visuais em componentes como cor, forma e movimento.

A partir de V1, a informação visual é enviada para áreas vizinhas especializadas no processamento de diferentes aspectos visuais. Por exemplo, a área V4 é crucial para a percepção da cor, enquanto a área MT (área temporal medial) é vital para a percepção do movimento. Este arranjo funcional permite ao lobo occipital não apenas criar uma representação visual do mundo, mas também atribuir significado e contexto ao que estamos vendo.

Do ponto de vista clínico, danos ao lobo occipital podem resultar em uma série de distúrbios visuais, incluindo cegueira cortical, em que a pessoa perde a capacidade de perceber objetos, apesar de os olhos estarem funcionando perfeitamente. Além disso, condições como a agnosia visual, uma incapacidade de reconhecer objetos, também podem surgir.

O lobo occipital, portanto, é um maestro silencioso que dirige a sinfonia da nossa experiência visual. Seu papel no processamento visual é central, mas suas funções se estendem muito além, integrando-se a outras áreas cerebrais para dar forma ao modo como percebemos e interagimos com o mundo. A complexidade e a eficiência desse lobo são temas de pesquisa em curso, e cada nova descoberta amplia nossa compreensão sobre as maravilhas do cérebro humano.

Ao nos aprofundarmos na operacionalidade do lobo occipital, torna-se evidente que sua funcionalidade não se resume a uma única via unidirecional de processamento. Em vez disso, existe uma rede complexa de vias de retroalimentação que ligam o lobo occipital a outras regiões cerebrais, permitindo uma interação dinâmica. Por exemplo, a ligação com o lobo parietal contribui para a orientação espacial e a navegação, enquanto a conexão com o lobo temporal ajuda na identificação e reconhecimento de objetos e faces. Tais interconexões mostram que o processamento visual é um empreendimento colaborativo que envolve múltiplas regiões do cérebro.

É interessante também ressaltar as implicações deste lobo na experiência emocional. Estudos têm mostrado que o processamento de imagens emocionais, como rostos que expressam emoções, pode ativar o lobo occipital junto com outras áreas como a amígdala, que é o centro emocional do cérebro. Isso destaca a natureza multidimensional do processamento visual, mostrando que ver é, de fato, muito mais do que uma função isolada.

Além disso, avanços na tecnologia de neuroimagem, como a Ressonância Magnética Funcional (fMRI), permitiram mapear com mais precisão as subáreas do lobo occipital e entender melhor suas especificidades funcionais. Estes avanços abrem portas para tratamentos mais eficazes de distúrbios relacionados à visão e contribuem para o campo emergente da neurociência da visão.

Finalmente, o lobo occipital também é um campo de estudo ativo no que diz respeito à neuroplasticidade. Uma vez pensado como uma estrutura rígida após a infância, agora sabemos que o cérebro, incluindo o lobo occipital, tem uma capacidade impressionante de se adaptar e mudar, mesmo em idades mais avançadas. Essa plasticidade é uma área de interesse para pesquisas que buscam entender como as pessoas recuperam funções visuais após lesões cerebrais.

Em síntese, o lobo occipital não é apenas uma central de processamento de imagens; é um integrador sofisticado de informações, um colaborador em nossa experiência perceptiva e emocional, e um testemunho notável da plasticidade e adaptabilidade do cérebro humano. O estudo contínuo deste lobo promete não apenas avançar nossa compreensão básica da neurociência, mas também fornecer insights práticos que poderiam transformar a prática médica e melhorar a qualidade de vida para aqueles com distúrbios visuais e neurológicos.

Sistema Límbico:

1. Emoções

Em uma jornada inesquecível pelo universo neural, chegamos a uma estação fundamental: o Sistema Límbico, considerado por muitos como a "sede emocional" do cérebro. Este conjunto complexo de estruturas cerebrais assume uma importância inegável quando nos aprofundamos nas emoções humanas e em como elas impactam nossa cognição, comportamento e bem-estar.

Composto por diversas estruturas como a amígdala, o hipocampo e o hipotálamo, o Sistema Límbico funciona como uma orquestra sinfônica. Cada componente tem um papel específico, mas a magia ocorre na complexa interação entre eles. Pense na amígdala, por exemplo, como a seção de cordas dessa orquestra, responsável por dar vida às emoções mais intensas, como medo e alegria. Ela não só identifica estímulos emocionais, mas também atribui significado a eles, preparando o corpo para a ação.

Mas, claro, uma orquestra não seria completa sem suas outras seções. O hipocampo, agindo como a seção de sopros, está mais envolvido com a memória e a aprendizagem. Ele não apenas armazena memórias emocionais significativas, mas também as acessa para influenciar nosso comportamento presente e futuro. As experiências emocionais ficam gravadas aqui, como uma melodia que volta à mente quando menos esperamos, evocando sentimentos e sensações de épocas passadas.

O hipotálamo, por sua vez, seria a percussão, mantendo o ritmo. Ele regula funções vitais como fome, sede e sono, e também interage estreitamente com a amígdala e o hipocampo para criar uma experiência emocional coesa. É ele que inicia respostas fisiológicas a estímulos emocionais, liberando hormônios que preparam o corpo para lutar ou fugir, por exemplo.

Agora, imagine essa orquestra tocando uma sinfonia. O Sistema Límbico não opera isoladamente; ele está em constante diálogo com outras regiões cerebrais, como os lobos frontal e parietal. Esta integração permite que as emoções não sejam apenas reações primitivas, mas influências sofisticadas que moldam nosso raciocínio, nossa moralidade e até mesmo nossa cultura.

É fascinante como as descobertas recentes em neurociência têm expandido nossa compreensão do Sistema Límbico. Tecnologias de imagem cerebral e estudos de genômica estão começando a decifrar os segredos de como as emoções são codificadas, armazenadas e acessadas. Esses insights promissores têm implicações práticas que vão desde o tratamento de transtornos emocionais até a melhoria do bem-estar humano.

Dada sua complexidade e seu papel fundamental na experiência humana, o Sistema Límbico permanece uma fronteira empolgante de pesquisa e descoberta. A compreensão de sua anatomia e funcionamento não é apenas uma aventura acadêmica, mas um imperativo para qualquer pessoa interessada nos mistérios do comportamento e da mente humanos. E enquanto essa orquestra complexa continua a tocar sua sinfonia eterna, nós, como ouvintes atentos e aprendizes, seguimos fascinados pelo infinito alcance de suas notas.

Prosseguindo com a nossa exploração do Sistema Límbico, vale a pena abordar alguns tópicos específicos que estão despertando um grande interesse na comunidade científica e médica. Um desses temas é a neuroplasticidade dentro desse sistema, a habilidade das conexões neurais em se adaptar e mudar em resposta a novas experiências. Pense nisso como uma atualização do repertório da nossa orquestra sinfônica emocional.

A neuroplasticidade tem implicações profundas para a terapia emocional e psiquiátrica. Estudos estão demonstrando que práticas como a meditação e técnicas de *mindfulness* podem realmente alterar a estrutura e o funcionamento da amígdala e do hipocampo. Isso sugere uma capacidade humana impressionante de autotransformação, até mesmo em níveis neurais.

Outra área de pesquisa vital é a ligação entre o Sistema Límbico e transtornos como ansiedade, depressão e estresse pós-traumático. A compreensão da função desse sistema em estados patológicos pode oferecer caminhos para tratamentos mais eficazes e personalizados. Em casos de desequilíbrios emocionais ou distúrbios neurológicos, a "orquestra" pode estar desafinada, tocando notas erradas que geram sofrimento. Entender o "porquê" e o "como" dessa dissonância é crucial para o desenvolvimento de intervenções eficazes.

A conexão entre o Sistema Límbico e o sistema endócrino é outro tópico fascinante. O impacto dos hormônios na regulação emocional é uma área de crescente pesquisa, ampliando nosso entendimento sobre o papel das substâncias químicas na mediação de nosso estado emocional. Isso também inclui a investigação da relação entre o ciclo menstrual e as alterações de humor nas mulheres, uma interseção intrigante de neurociência e endocrinologia.

No que se refere à pedagogia e à prática clínica, o conhecimento avançado sobre o Sistema Límbico permite uma abordagem mais holística da saúde mental. Afinal, não estamos apenas tratando sintomas isolados, mas sim olhando para a 'música' emocional como um todo, considerando tanto sua beleza quanto seus momentos de dissonância.

Então, à medida que novas descobertas continuam a emergir, o Sistema Límbico permanece uma das áreas mais dinâmicas e emocionantes da neurociência moderna. A cada novo estudo, a cada novo dado, ampliamos nossa compreensão sobre o tecido emocional que nos faz humanos. E nesta busca incansável pelo conhecimento, quem sabe que novas melodias emocionais estejamos prestes a descobrir?

2. Memórias

Avançando na nossa discussão sobre o Sistema Límbico, é fundamental examinar um dos aspectos mais cruciais e ainda enigmáticos da função cerebral: a memória. Não apenas a memória está intimamente relacionada com a nossa identidade e percepção de mundo, mas também tem um relacionamento intrincado com as nossas emoções. De fato, a relação entre memória e emoção é tão entrelaçada que é quase impossível falar de uma sem mencionar a outra.

O hipocampo, uma estrutura com formato semelhante a um cavalo-marinho, é o maestro por trás desse complexo sinfônico de memórias. Ao lado da amígdala, essas duas estruturas formam uma aliança poderosa que dá cor emocional às nossas memórias. Essa coloração emocional não é apenas um mero adorno; ela desempenha um papel vital na maneira como lembramos eventos e até mesmo na forma como essas memórias são armazenadas e recuperadas.

Uma questão fascinante na pesquisa atual é como a memória emocional difere da memória factual. Por exemplo, você pode não se lembrar do que vestia no dia em que passou no vestibular, mas dificilmente esquecerá o turbilhão de emoções que sentiu. Isso ocorre porque eventos emocionalmente carregados ativam a amígdala, que em seguida modifica o armazenamento da memória no hipocampo para torná-la mais fácil de ser recuperada no futuro. Essa é uma estratégia evolutiva eficaz: lembrar de eventos emocionais, especialmente aqueles associados a ameaças ou recompensas, aumenta as nossas chances de sobrevivência.

Nesse contexto, estudar transtornos como o estresse pós-traumático torna-se especialmente relevante. Nesses casos, o sistema de armazenamento e recuperação de memória torna-se hiperativo para eventos traumáticos, levando a recordações intrusivas e extremamente emocionais que podem prejudicar a qualidade de vida do indivíduo.

A neurobiologia da memória também tem implicações diretas para o envelhecimento e doenças neurodegenerativas, como o Alzheimer. Como a degeneração do hipocampo é um dos primeiros sintomas dessa condição, entender o papel desse órgão no sistema límbico é crucial para o desenvolvimento de terapias mais eficazes.

Para resumir, a memória não é uma função cerebral isolada, mas uma experiência profundamente emocional. É a música da nossa vida, com todas as suas complexidades, dissonâncias e harmonias. A compreensão dessa "música" em níveis moleculares e sistêmicos não apenas nos ajudará a entender como somos construídos, mas também a desenvolver tratamentos para quando essa música fica desafinada.

Avançando ainda mais, é essencial entender que a memória não se trata de um único tipo, mas sim de uma coleção de diferentes formas de armazenar informações. Assim como os componentes do sistema límbico têm funções diversas, as memórias podem ser categorizadas em diferentes tipos, como memória de trabalho, memória declarativa, memória procedimental e assim por diante.

A memória de trabalho, também conhecida como memória de curto prazo, é gerenciada principalmente pelo córtex pré-frontal e tem um papel crucial em tarefas que exigem planejamento e raciocínio. A memória declarativa, por sua vez, envolve o armazenamento de fatos e eventos e é fortemente influenciada pelo hipocampo. A memória procedimental, que é responsável pelo armazenamento de habilidades motoras e hábitos, está mais associada aos gânglios basais e ao cerebelo.

Esta diversidade de tipos de memória e as respectivas regiões do cérebro envolvidas demonstram o quão sofisticado é o nosso sistema de armazenamento de informações. E cada um desses tipos de memória pode ser influenciado, de formas distintas, por emoções e estados psicológicos, o que reforça a importância do sistema límbico como um todo.

Em termos clínicos, a disfunção em qualquer componente deste sistema complexo pode levar a uma variedade de condições patológicas, desde déficits de atenção e hiperatividade até distúrbios dissociativos e demência. É interessante notar que a interação entre o sistema límbico e outros sistemas neurais pode variar dependendo do contexto emocional, o que pode explicar por que diferentes pessoas reagem de maneiras tão diversas a experiências emocionais semelhantes.

Concluindo, é indiscutível a importância de compreender o sistema límbico e suas multifacetadas funções relacionadas à memória. Tanto para a prática clínica quanto para a pesquisa básica, o entendimento desse sistema complexo é crucial para desvendar os mistérios da mente humana, melhorar diagnósticos e desenvolver novas estratégias de tratamento para uma ampla gama de desordens neurológicas e psiquiátricas.

3. Aprendizado

O aprendizado, um processo tão fundamentais quanto complexo, também está intimamente relacionado com o sistema límbico. O aprendizado pode ser concebido como a capacidade de adquirir novas informações ou habilidades através da experiência, e está profundamente enraizado na interação complexa entre emoção e cognição.

O hipocampo, talvez o componente mais estudado do sistema límbico quando se trata de memória e aprendizado, funciona quase como um "maestro" que integra informações provenientes de diferentes partes do cérebro. Ele é crucial para o aprendizado espacial e a memória declarativa, que envolve o conhecimento de fatos e eventos. Além do mais, o hipocampo tem uma estrutura única que permite a neurogênese, o processo de formação de novos neurônios, o que é raro em outras áreas do cérebro adulto. Essa capacidade contribui para sua resiliência e adaptabilidade, fatores chave no processo de aprendizado.

A amígdala, outro componente crucial, está mais associada ao aprendizado emocional. Por exemplo, ela é ativa em processos de condicionamento clássico e operante que envolvem estímulos emocionais. A relação entre a amígdala e o hipocampo é uma dança delicada que permite que as emoções influenciem o armazenamento e a recuperação de memórias, tornando o aprendizado uma experiência mais rica e contextualizada.

Vale também destacar o papel dos neurotransmissores como a dopamina e a serotonina, que atuam como mensageiros químicos entre as células nervosas e têm papéis essenciais no reforço do aprendizado e na modulação da motivação e do humor, respectivamente.

Desde a aquisição de habilidades motoras simples até o entendimento de conceitos abstratos em matemática ou filosofia, o sistema límbico está sempre lá, operando nos bastidores para tornar o aprendizado possível. A falha ou disfunção em qualquer parte deste sistema pode levar a dificuldades de aprendizado e está frequentemente associada a condições como TDAH, transtornos de ansiedade e até mesmo depressão.

Portanto, ao considerar a educação e o treinamento em qualquer contexto, seja ele acadêmico ou clínico, é indispensável considerar o papel vital do sistema límbico no aprendizado. Compreender como ele funciona não só pode nos ajudar a melhorar as técnicas pedagógicas, mas também a desenvolver intervenções mais eficazes para pessoas com desordens neurológicas ou problemas de aprendizado.

A neuroplasticidade também é um fenômeno interessante que merece menção quando falamos do sistema límbico e aprendizado. A plasticidade cerebral refere-se à capacidade do sistema nervoso de mudar sua atividade em resposta à informação sensorial interna ou externa, e isso é de grande importância para o aprendizado e a memória. O sistema límbico, e particularmente o hipocampo, são altamente plásticos, o que significa que suas conexões neurais estão constantemente se remodelando em resposta ao novo aprendizado e experiências.

Nesse contexto, a ideia de que "você não pode ensinar truques novos a um cachorro velho" é categoricamente refutada pela neurociência moderna. Em qualquer idade, nossos cérebros têm a capacidade de aprender e se adaptar, embora essa capacidade possa ser influenciada por uma variedade de fatores, incluindo estresse, saúde mental e, claro, idade.

O córtex pré-frontal, que tem ligações diretas com o sistema límbico, também desempenha um papel importante na regulação da atenção e do autocontrole, habilidades que são vitais para o aprendizado eficaz. Isso destaca ainda mais a complexa orquestração de estruturas cerebrais e funções envolvidas no aprendizado. Por exemplo, quando um estudante se esforça para concentrar-se em uma aula após uma noite mal dormida ou um evento emocional perturbador, não é apenas uma questão de força de vontade; é uma questão de quão bem o sistema límbico e o córtex pré-frontal estão funcionando em harmonia.

Para resumir, o sistema límbico não é apenas um mediador das nossas emoções, mas também um elemento-chave no processo de aprendizado. Ele serve como uma ponte entre os domínios emocionais e cognitivos, permitindo que as experiências sejam codificadas em memórias duradouras, que podem então ser acessadas e aplicadas em futuras situações de aprendizado. A complexa interação entre as várias estruturas do sistema límbico e outros sistemas cerebrais torna o aprendizado um dos fenômenos mais fascinantes e multifacetados da existência humana.

Cerebelo e Tronco Encefálico.

Coordenação motora e funções vitais.

O cerebelo e o tronco encefálico são estruturas fundamentais do sistema nervoso central que, apesar de menos glamorosas do que o cérebro, desempenham papéis vitais na manutenção da vida e na coordenação de movimentos.

O cerebelo, localizado sob os lobos occipitais do cérebro, é principalmente responsável pela modulação da atividade motora. Ele não inicia o movimento, mas ajuda a refiná-lo, tornando-o mais preciso e coordenado. Imagine um bailarino executando um giro complexo; é o cerebelo que permite a execução fluente e graciosa desse movimento. Ou pense em pegar uma caneta do chão; esse ato aparentemente simples envolve uma série de ajustes musculares sutis que são coordenados pelo cerebelo para garantir que você alcance seu objetivo com precisão. Além disso, o cerebelo tem um papel na manutenção do equilíbrio e da postura, interagindo com sistemas sensoriais e motores para ajustar o posicionamento do corpo no espaço.

O tronco encefálico, por sua vez, é como o centro de controle das funções vitais do corpo. Localizado na continuação da medula espinhal, ele controla funções essenciais como a respiração, frequência cardíaca e pressão arterial. O tronco encefálico contém várias estruturas, incluindo a medula oblonga, a ponte e o mesencéfalo, cada uma com suas próprias responsabilidades específicas. A medula oblonga, por exemplo, é o principal centro regulador da respiração e da circulação sanguínea.

Mas não pense que o tronco encefálico é uma entidade autônoma, funcionando independentemente do resto do cérebro. Na verdade, ele está em constante comunicação com outras partes do sistema nervoso central. Por exemplo, o sistema límbico, que discutimos anteriormente, pode enviar sinais ao tronco encefálico para modificar a frequência cardíaca em resposta ao estresse ou excitação.

Em termos de suas implicações clínicas, disfunções no cerebelo podem resultar em ataxia, um termo genérico para uma série de anormalidades da coordenação motora.

Lesões no tronco encefálico, por outro lado, podem ser fatais, dada a sua importância na regulação das funções vitais.

O cerebelo e o tronco encefálico podem não ser os protagonistas no drama neural, mas são personagens coadjuvantes indispensáveis, orquestrando movimentos precisos e mantendo as funções essenciais que nos permitem viver e interagir com o mundo ao nosso redor.

Complementando o que já foi dito, tanto o cerebelo quanto o tronco encefálico não são ilhas isoladas de atividade neural; eles estão intricadamente conectados ao cérebro e outros componentes do sistema nervoso. Isso permite uma rede de comunicação eficaz que torna nossas ações e reações muito mais coordenadas do que parecem à primeira vista.

Por exemplo, o cerebelo tem conexões com regiões do córtex cerebral responsáveis pela programação de movimentos voluntários. Essa comunicação bidirecional permite que o cerebelo "ajuste" esses movimentos à medida que acontecem, fazendo correções em tempo real. Esse ajuste fino é o que torna possível atividades humanas complexas, desde tocar um instrumento musical até realizar um salto mortal no ginásio.

O tronco encefálico também tem suas conexões especializadas. Ele integra informações sensoriais que vêm da periferia do corpo e as transmite para as regiões superiores do cérebro para processamento adicional. Isso inclui sensações como dor, temperatura e pressão. Além disso, ele é um hub vital para a passagem de sinais motores do cérebro para a medula espinhal e, finalmente, para os músculos. O tronco encefálico também é responsável pela regulação de certos reflexos, como o reflexo de engasgo e o reflexo pupilar à luz.

Em um contexto clínico, o entendimento detalhado

dessas estruturas é crucial. Problemas no cerebelo podem manifestar-se de formas variadas, desde distúrbios do equilíbrio até tremores e dificuldades na fala. A disfunção do tronco encefálico, como já mencionado, pode ser devastadora, afetando sistemas como a respiração e a circulação sanguínea. Portanto, o tratamento de condições que afetam essas áreas requer uma compreensão profunda não apenas de suas funções individuais, mas também de como elas interagem com o resto do sistema nervoso.

Dessa forma, o cerebelo e o tronco encefálico são peças fundamentais do complexo quebra-cabeça neural. Eles trabalham silenciosamente nos bastidores, garantindo que o corpo funcione de maneira coesa e eficiente, permitindo-nos executar as incríveis façanhas de movimento, emoção e cognição que definem a experiência humana.

◆ ◆ ◆

CAPÍTULO 2: DESENVOLVIMENTO NEURAL

O desenvolvimento neural é um processo fascinante que se inicia na concepção e se estende ao longo de toda a vida de um organismo. Em um sentido amplo, o termo "desenvolvimento neural" abrange uma variedade de processos biológicos, desde a formação inicial do sistema nervoso até a manutenção, reparação e adaptação desse sistema em resposta ao ambiente e ao envelhecimento. O evento-chave desse desenvolvimento é a neurogênese, o processo de geração de novos neurônios a partir de células progenitoras neurais.

O período de desenvolvimento neural mais intenso ocorre durante a gestação e a primeira infância, onde uma multiplicidade de fatores intrínsecos e extrínsecos interage para orientar a neurogênese. Em humanos, estima-se que cerca de 250.000 neurônios são gerados por minuto durante a fase mediana do desenvolvimento embrionário. Os processos inerentes à neurogênese envolvem diferenciação celular, migração, sinaptogênese e finalmente a integração desses novos neurônios em circuitos neurais existentes.

Fases da Neurogênese

Proliferação: As células progenitoras neurais começam a se dividir ativamente, expandindo o número de células potenciais que podem se diferenciar em neurônios.

Diferenciação: Durante esta fase, as células progenitoras começam a expressar genes específicos que definirão seu destino celular, transformando-se em neurônios ou outras células gliais como astrócitos e oligodendrócitos.

Migração: Uma vez formados, os neurônios migram para suas posições finais. Este é um período crítico, e desvios ou erros na migração podem resultar em condições neurológicas graves.

Integração: Após a migração, os neurônios começam a formar sinapses com outros neurônios, integrando-se aos circuitos neurais existentes.

Importância no Desenvolvimento

A neurogênese não é apenas vital para o desenvolvimento inicial do sistema nervoso, mas também desempenha um papel crucial na aprendizagem, memória e adaptação ao longo da vida. Nas últimas décadas, foi descoberto que a neurogênese também ocorre em certas regiões do cérebro adulto, como o hipocampo, um fato que reescreveu os livros de biologia e abriu novos campos de pesquisa em neurociência.

Além disso, entender a neurogênese e seus reguladores tem implicações profundas no tratamento de condições neurológicas e psiquiátricas, incluindo doenças neurodegenerativas como Alzheimer e Parkinson, bem como transtornos do espectro do autismo e esquizofrenia.

Portanto, a neurogênese é mais do que um simples evento biológico; é um fenômeno profundamente interdisciplinar que se entrelaça com aspectos da genética, epigenética, fisiologia, psicologia e até mesmo com a filosofia sobre a natureza da mente e da consciência. A compreensão deste tópico pode fornecer insights valiosos em uma variedade de campos, desde a medicina regenerativa até a neurociência cognitiva.

Influências Ambientais e Epigenéticas na Neurogênese

O entendimento moderno da neurogênese também abraça a complexa interação entre genes e ambiente. Fatores ambientais como estresse, dieta, exposição a substâncias tóxicas e até mesmo interações sociais podem afetar significativamente a neurogênese. Tais efeitos ambientais podem operar através de mecanismos epigenéticos, que alteram a expressão gênica sem mudar a sequência de DNA subjacente.

Por exemplo, o estresse crônico tem sido mostrado para reduzir a neurogênese no hipocampo, uma região do cérebro associada à memória e à aprendizagem. Essa redução é parcialmente mediada por hormônios do estresse como o cortisol, que pode alterar a expressão de genes envolvidos na proliferação e sobrevivência de neurônios.

Implicações Clínicas e Terapêuticas

A habilidade de manipular a neurogênese oferece um potencial terapêutico significativo. Tratamentos que visam estimular a neurogênese estão sendo estudados como possíveis terapias para uma variedade de condições neurológicas e psiquiátricas, desde depressão e ansiedade até lesões cerebrais traumáticas e doenças neurodegenerativas.

No campo da medicina regenerativa, o uso de células-tronco neurais para repovoar áreas do cérebro afetadas por lesão ou degeneração é um tópico de pesquisa ativa. No entanto, é fundamental entender os sinais moleculares e celulares que orientam a neurogênese para que essas estratégias terapêuticas possam ser otimizadas.

Influência da Idade e Doenças no Desenvolvimento Neural

Outro aspecto fascinante do desenvolvimento neural é a forma como ele é influenciado pela idade e por condições patológicas. A neurogênese não é um fenômeno limitado à infância ou à adolescência; ela ocorre também na idade adulta, embora em taxas reduzidas. A neurogênese adulta é particularmente ativa em certas regiões, como o hipocampo, e é crucial para funções como aprendizado e memória.

No entanto, o envelhecimento tem um impacto considerável sobre a neurogênese. Estudos têm mostrado uma diminuição na produção de novos neurônios com a idade, o que está associado a um declínio em várias funções cognitivas. Além disso, várias doenças neurológicas, como a doença de Alzheimer e a doença de Parkinson, também são conhecidas por afetar negativamente a neurogênese.

Desafios e Perspectivas Futuras

Apesar dos avanços significativos em nosso entendimento do desenvolvimento neural, ainda existem muitas perguntas não respondidas. Como podemos otimizar as condições para a neurogênese no contexto clínico? Quais são os mecanismos exatos através dos quais fatores ambientais e patológicos afetam o desenvolvimento neural? Como esses processos se relacionam com outras formas de plasticidade cerebral?

Respondendo a essas perguntas, podemos abrir novas avenidas para o tratamento de uma ampla gama de condições neurológicas e psiquiátricas. À medida que as técnicas de imagem e modelagem avançam, é provável que nosso entendimento da neurogênese e do desenvolvimento neural se aprofunde ainda mais, trazendo-nos mais perto de soluções terapêuticas eficazes para os desafios neurológicos que enfrentamos.

O desenvolvimento neural é um processo incrivelmente complexo que continua a ser um campo de investigação ativa e empolgante. Com um impacto direto em nossa saúde, bem-estar e até mesmo em nossa compreensão de nós mesmos como seres humanos, a importância de entender esses processos não pode ser subestimada. Este capítulo procurou dar um vislumbre dessa área complexa, abrangendo desde a neurogênese até as influências ambientais, epigenéticas e patológicas no desenvolvimento neural. As implicações são vastas, abrindo novos caminhos para terapias inovadoras e uma melhor qualidade de vida.

MECANISMOS DE DIFERENCIAÇÃO CELULAR

1. Fatores Intrínsecos

O ato de uma célula neural embrionária se transformar em um neurônio funcional ou em uma célula glial é um feito notável de biologia celular e molecular. Essa diferenciação é guiada por uma combinação de fatores intrínsecos, que emanam do próprio genoma da célula e da sua maquinaria celular. Aqui, vamos nos aprofundar nos fatores intrínsecos que regem esse processo.

Fatores de Transcrição e Redes Regulatórias

Dentro do núcleo celular, diversos fatores de transcrição orquestram a ativação ou repressão de genes que estão envolvidos na diferenciação neural. Alguns desses fatores são específicos para tipos celulares, como os neurônios, enquanto outros têm funções mais amplas e podem influenciar vários tipos de células. Eles frequentemente atuam em redes complexas, onde a atividade de um fator de transcrição pode afetar a de outros.

MicroRNAs e Controle Pós-Transcricional

Além do controle ao nível da transcrição, os microRNAs desempenham um papel vital na diferenciação celular ao regular a tradução de RNAs mensageiros (mRNAs) em proteínas. Essas pequenas moléculas de RNA interferem na função de mRNAs específicos, muitas vezes levando à sua degradação ou inibindo sua tradução. Isso permite um controle refinado da expressão gênica que é fundamental para a diferenciação e especialização celular.

Sinalização Intracelular

As células nervosas não são entidades isoladas; elas são parte de um sistema integrado e interconectado. Isso é evidenciado pelo papel da sinalização intracelular na diferenciação neural. Cascatas de sinalização, muitas vezes iniciadas por receptores de membrana que recebem sinais extracelulares, resultam na ativação de fatores intrínsecos. Esses sinais podem vir na forma de moléculas pequenas, como íons de cálcio, ou moléculas maiores como proteínas de sinalização.

A Estrutura da Cromatina e Modificações Epigenéticas

O último elemento que consideraremos aqui são as modificações epigenéticas, que alteram a estrutura da cromatina e, portanto, a acessibilidade dos fatores de transcrição aos genes. Metilação do DNA e modificações de histonas são exemplos de mecanismos que podem promover ou inibir a transcrição de genes específicos. Acredita-se que essas modificações tenham um papel fundamental em assegurar que os neurônios e células gliais mantenham sua identidade celular ao longo da vida do organismo.

A complexidade e a beleza da diferenciação celular neural se manifestam nos intrincados mecanismos intrínsecos que guiam este processo. Cada célula neural é o produto de uma rede de interações genéticas e epigenéticas que resultam em uma identidade celular única e uma função específica dentro do sistema nervoso. Conhecer esses processos não é apenas fundamental para entender como somos formados, mas também pode fornecer insights valiosos em terapias regenerativas e tratamentos para doenças neurológicas.

2. Fatores Extrínsecos

Enquanto os fatores intrínsecos atuam como a maquinaria interna que regula a diferenciação neural, os fatores extrínsecos são os sinais externos que ajudam a direcionar este processo. Esses sinais podem vir de outras células, do ambiente extracelular ou até mesmo de influências mais distantes dentro do organismo. Vamos explorar os diversos tipos de fatores extrínsecos que contribuem para a diferenciação de células neurais.

Moléculas Sinalizadoras e Citoquinas

A comunicação célula a célula é mediada frequentemente por moléculas sinalizadoras, que podem ser peptídeos, proteínas ou outros tipos de compostos. Citoquinas como os fatores de crescimento são exemplos clássicos dessas moléculas. Elas são liberadas por células específicas e interagem com receptores na superfície celular de outras células, desencadeando uma cascata de eventos que podem afetar a diferenciação.

Gradientes Químicos e Mecânicos

O ambiente em que a célula se encontra pode influenciar sua diferenciação de várias formas. Isso inclui gradientes químicos de moléculas sinalizadoras, bem como fatores mecânicos como a rigidez do substrato em que a célula está localizada. Além disso, o transporte de íons e a disponibilidade de oxigênio e nutrientes também são parâmetros que afetam a diferenciação.

Matriz Extracelular

A matriz extracelular (MEC) não é apenas uma estrutura passiva que suporta células; ela é uma entidade dinâmica que fornece sinais importantes para a diferenciação. Componentes da MEC, como colágenos, lamininas e fibronectinas, podem interagir com receptores nas células, como as integrinas, afetando não apenas a aderência e a migração celular, mas também a diferenciação.

Influência do Sistema Nervoso Central e Periférico

Por último, é imperativo considerar que o sistema nervoso não atua em isolamento, mas sim em um diálogo contínuo com outros sistemas do corpo, como o endócrino. Hormônios e outras moléculas sinalizadoras de locais distantes podem atingir as células neurais e influenciar seu processo de diferenciação e maturação.

Os fatores extrínsecos atuam em conjunto com os intrínsecos em uma simbiose complexa que governa a diferenciação celular no sistema nervoso. Eles adicionam outra camada de complexidade a um já intrincado sistema de controle, possibilitando uma variedade impressionante de tipos celulares e funções neurais. O entendimento desses fatores é crucial não apenas para a biologia básica, mas também para abordagens terapêuticas que buscam manipular a diferenciação celular para fins de reparo ou regeneração no sistema nervoso.

PLASTICIDADE CEREBRAL

Conceitos Básicos da Plasticidade Cerebral

O termo "plasticidade cerebral" parece abstrato e complexo à primeira vista, mas o conceito é relativamente simples e profundamente importante. Ele diz respeito à habilidade inerente do sistema nervoso de mudar sua estrutura e funções ao longo do tempo, seja como uma resposta a novas informações, experiências sensoriais, danos, aprendizados ou variações ambientais. O que torna esse fenômeno fascinante é que ele vai contra a ideia tradicional de que o cérebro, uma vez desenvolvido, é uma estrutura rígida e imutável.

Escalas de Plasticidade

A plasticidade cerebral não é um fenômeno

unidimensional; ela ocorre em várias escalas. A escala mais minúscula envolve mudanças nas sinapses, os pontos de contato entre os neurônios. Em uma escala um pouco maior, temos a reorganização de pequenas redes neurais responsáveis por funções específicas. A escala mais significativa envolve a reestruturação de áreas inteiras do cérebro, algo frequentemente observado após danos cerebrais significativos, como um acidente vascular cerebral.

Componentes da Plasticidade

A plasticidade cerebral pode ser dividida em dois componentes principais:

Plasticidade Estrutural: Este componente envolve mudanças físicas no cérebro, como o crescimento de novos neurônios (neurogênese), formação de novas conexões (sinaptogênese) e fortalecimento ou enfraquecimento de conexões existentes.

Plasticidade Funcional: Aqui, estamos falando sobre mudanças na eficiência ou força das sinapses existentes. A forma mais comum de plasticidade funcional é a plasticidade sináptica, que pode ser de longo prazo (LTP, pela sigla em inglês) ou de curto prazo (STP).

Mecanismos Celulares e Moleculares

No nível celular e molecular, a plasticidade é regulada por uma série de mecanismos. Isso inclui o rearranjo de receptores de neurotransmissores, mudanças nas concentrações de íons intracelulares e até mesmo alterações epigenéticas que afetam a expressão de genes relacionados à função neuronal.

Uma Orquestra Complexa

O que emerge dessa visão geral é uma imagem de uma orquestra extremamente complexa. Cada neurônio é como um músico, e a plasticidade é o maestro, permitindo que o conjunto se adapte e mude a música, ou neste caso, a experiência sensorial e cognitiva, conforme necessário.

Portanto, compreender os conceitos básicos da plasticidade cerebral nos fornece uma janela para a extraordinária adaptabilidade do cérebro humano. É esse mecanismo que nos permite aprender idiomas, adquirir habilidades complexas, nos recuperar de lesões e, em última instância, evoluir como indivíduos e como espécie.

Tipos de Plasticidade Cerebral

A plasticidade cerebral é um fenômeno multifacetado, e suas manifestações podem ser classificadas de várias formas. Compreender essas categorias é essencial para aprofundar nossa visão sobre como o cérebro se adapta e muda. Abaixo, delineamos os principais tipos de plasticidade cerebral:

Plasticidade de Desenvolvimento

Este é o tipo de plasticidade que ocorre durante as fases iniciais da vida, englobando desde o desenvolvimento embrionário até a adolescência. Durante esses períodos críticos, o cérebro é excepcionalmente sensível às influências ambientais e experienciais, formando novas conexões e eliminando outras de acordo com as necessidades adaptativas do organismo.

Plasticidade Homeostática

Este tipo de plasticidade refere-se à habilidade do cérebro de manter um equilíbrio dinâmico ou homeostase. Mesmo diante de perturbações externas ou internas, como lesões ou mudanças no ambiente, o cérebro ajusta suas conexões sinápticas para preservar sua funcionalidade global.

Plasticidade Associativa e Hebbiana

Nomeada em homenagem ao psicólogo Donald Hebb, a plasticidade Hebbiana ocorre quando dois neurônios são frequentemente ativados juntos, fortalecendo a sinapse entre eles. É o fenômeno por trás do ditado "neurônios que disparam juntos, permanecem juntos". A plasticidade associativa é uma extensão deste princípio, onde a conexão entre dois neurônios é fortalecida ou enfraquecida com base em suas associações com outras células e estímulos.

Plasticidade Atividade-Dependente

Aqui, as mudanças nas redes neurais ocorrem em resposta à atividade neural. Isso é essencial para o aprendizado e a memória, permitindo que o cérebro mude e se adapte com base em experiências individuais.

Plasticidade Induzida por Lesão

Este tipo ocorre quando há uma lesão no sistema nervoso. A plasticidade induzida por lesão é uma forma de reabilitação natural, onde outras partes do cérebro assumem as funções da área lesada. Isso é evidente em casos de recuperação de acidentes vasculares cerebrais ou lesões traumáticas cerebrais.

Plasticidade de Rede e Sistêmica

Este tipo de plasticidade é talvez o mais complexo e menos compreendido. Envolve mudanças que não são limitadas a uma única sinapse ou conjunto de neurônios, mas afetam redes neurais inteiras e, em alguns casos, sistemas inteiros dentro do cérebro.

Plasticidade de Estimulação Ambiental

Este tipo de plasticidade se refere às mudanças neurais que ocorrem em resposta à exposição a diferentes ambientes e experiências sensoriais. É especialmente observada quando um indivíduo é exposto a ambientes enriquecidos que estimulam vários sentidos simultaneamente. Nestas circunstâncias, há um aumento notável na complexidade dendrítica e na formação de novas sinapses.

Plasticidade Farmacológica

Esta forma de plasticidade ocorre quando drogas ou medicamentos induzem alterações no cérebro. Isso pode envolver tanto o fortalecimento quanto o enfraquecimento das sinapses e pode ter implicações importantes tanto para o tratamento de doenças neurológicas quanto para o entendimento de como substâncias como drogas recreativas afetam o cérebro.

Plasticidade de Gênero e Hormonal

Pesquisas recentes têm mostrado que hormônios sexuais como estrogênio e testosterona podem afetar a plasticidade cerebral. Além disso, fases específicas do ciclo menstrual em mulheres também têm sido associadas a diferentes níveis de plasticidade.

Plasticidade Epigenética

Neste tipo de plasticidade, mudanças na expressão genética, e não na sequência do DNA, contribuem para as alterações na estrutura e na função cerebral. A epigenética é um campo emergente que está ajudando a elucidar como fatores ambientais e experiências podem levar a mudanças duradouras no cérebro.

Plasticidade Transgeracional

Finalmente, há evidências de que as experiências de uma geração podem influenciar a plasticidade cerebral nas gerações futuras, através de mecanismos epigenéticos. Embora este seja um campo de pesquisa relativamente novo, suas implicações são profundas para entendermos como experiências traumáticas ou benéficas podem ter efeitos que vão além do indivíduo e afetam descendentes.

A compreensão desses diversos tipos de plasticidade cerebral não só enriquece nosso conhecimento sobre a incrível adaptabilidade do cérebro humano, mas também abre portas para novas abordagens no tratamento de doenças neurológicas e transtornos mentais. Esta diversidade de mecanismos de plasticidade também sugere que o cérebro é um órgão altamente dinâmico e multifuncional, cujas capacidades ainda estamos apenas começando a entender em sua plenitude.

Cada um desses tipos de plasticidade desempenha um papel crucial em diversos aspectos da vida humana, desde o desenvolvimento inicial até a aprendizagem ao longo da vida e a recuperação de lesões. Estudar esses tipos nos ajuda a entender como o cérebro humano é um órgão tão adaptável e resiliente.

Fatores que influenciam a plasticidade

A plasticidade cerebral, essa fascinante habilidade do nosso cérebro de se adaptar e remodelar, não é algo fixo ou imutável. É uma característica maleável, moldada por uma complexa rede de fatores que vão desde a idade e o ambiente em que vivemos até o nosso estado emocional e nutricional. Por exemplo, enquanto é verdade que a juventude é um período de plasticidade cerebral elevada, o potencial para adaptação e mudança não se esgota ao cruzarmos certos marcos etários; ele persiste ao longo da vida, ainda que de forma mais moderada.

O ambiente em que estamos inseridos é outro fator crítico. Cenários ricos em estímulos cognitivos e sociais fomentam a plasticidade, ajudando na formação de novas conexões neurais e no fortalecimento das já existentes. Esse efeito pode ser observado tanto em experiências de aprendizado quanto em interações sociais e atividades físicas. Mas o ambiente também pode ser uma espada de dois gumes: o estresse crônico e o trauma têm o potencial de inibir a plasticidade cerebral. Níveis elevados de cortisol, o hormônio do estresse, por exemplo, pode prejudicar áreas do cérebro como o hipocampo, comprometendo nossa habilidade de formar e armazenar memórias novas.

Não podemos esquecer da importância da alimentação. Alguns nutrientes, como os ácidos graxos ômega-3, estão positivamente associados à plasticidade. Uma dieta equilibrada, rica em elementos nutricionais essenciais, pode ser um forte aliado na manutenção e até mesmo no incremento da nossa capacidade cerebral de se adaptar e mudar. Além disso, no cenário de lesões cerebrais e tratamentos de reabilitação, a plasticidade cerebral serve como um mecanismo de recuperação, permitindo que o cérebro 'reorganize' suas funções, uma propriedade que tem sido explorada com sucesso em terapias de reabilitação.

Para completar este panorama, a genética também entra em jogo. Embora muito do que acontece no terreno da plasticidade seja consequência de fatores ambientais e comportamentais, certos genes têm sido apontados como influenciadores do grau de plasticidade que um indivíduo pode experienciar. Em outras palavras, a nossa herança genética pode pré-dispor até que ponto somos capazes de nos adaptar ou recuperar de desafios neurológicos ou cognitivos.

Portanto, quando falamos de plasticidade cerebral, estamos realmente falando de um fenômeno complexo, influenciado por um emaranhado complexo de fatores que interagem entre si de maneiras que a ciência ainda está começando a compreender. Este entendimento não apenas amplia nossas perspectivas sobre o potencial humano, mas também abre novas portas para o tratamento de condições neurológicas e transtornos mentais.

Plasticidade e Reabilitação Neurológica

O fascínio em torno da plasticidade cerebral encontra terreno fértil quando se trata de reabilitação neurológica. O cérebro humano, uma estrutura extraordinariamente plástica, não apenas se adapta às novas experiências como também tem a capacidade de se reorganizar em resposta a danos e lesões. Compreender essa capacidade revolucionou a forma como abordamos a reabilitação em cenários clínicos, tornando possível o que uma vez foi considerado impossível ou improvável.

No âmbito da reabilitação neurológica, é crucial considerar o conceito de "janelas de oportunidade". Estas são fases temporais durante as quais as intervenções terapêuticas têm maior probabilidade de sucesso, muitas vezes porque a plasticidade está em seu auge. Por exemplo, após um Acidente Vascular Cerebral (AVC), há uma fase aguda de plasticidade que, se aproveitada corretamente, pode acelerar a recuperação e melhorar os resultados funcionais.

A fisioterapia, em particular, tem se mostrado altamente eficaz na promoção da reabilitação neurológica. Técnicas como a terapia de movimento induzido por restrição, onde o membro saudável é restringido para incentivar o uso do membro afetado, têm se mostrado promissoras. Da mesma forma, a realidade virtual e a estimulação cerebral não invasiva são áreas emergentes que exploram a plasticidade cerebral para restaurar funções.

Mas a eficácia dessas intervenções não depende apenas da escolha da técnica. É também uma função do momento em que a intervenção é aplicada e da intensidade e duração do tratamento. Uma reabilitação eficaz é, em muitos aspectos, uma corrida contra o tempo, onde cada momento de plasticidade não aproveitada pode resultar em uma recuperação subótima.

A reabilitação neurológica também é profundamente personalizada. O que funciona para um paciente pode não ser eficaz para outro, uma variabilidade que é moldada não apenas pelo tipo e extensão da lesão, mas também por fatores como idade, saúde geral e mesmo disposição mental. De fato, o papel do estado emocional na reabilitação é um campo de crescente investigação; o otimismo e uma atitude mental positiva têm sido associados a melhores resultados em cenários de reabilitação.

É claro que a plasticidade cerebral não é uma panaceia e tem suas limitações. Nem todas as funções ou habilidades perdidas podem ser totalmente recuperadas, e há cenários em que a plasticidade pode até ser maléfica, como na propagação de atividades convulsivas em alguns tipos de epilepsia. No entanto, o conhecimento que temos hoje sobre a plasticidade cerebral está começando a ser aplicado de forma mais sistemática e eficaz no campo da reabilitação neurológica, oferecendo esperança e possibilidades onde antes havia pouco ou nenhum.

Na continuação dessa exploração sobre a plasticidade e a reabilitação neurológica, vale a pena destacar o papel da neuroimagem. Tecnologias como a Ressonância Magnética Funcional (fMRI) e a Tomografia por Emissão de Pósitrons (PET) estão permitindo aos profissionais de saúde visualizar o cérebro em ação, capturando os processos de plasticidade em tempo real. Esses avanços oferecem uma rica fonte de dados que podem ser usados para ajustar e otimizar estratégias de reabilitação.

Além disso, novos métodos farmacológicos estão sendo explorados como coadjuvantes na reabilitação neurológica. Fármacos que atuam na modulação da neurotransmissão podem, em teoria, acelerar ou ampliar os efeitos da plasticidade cerebral. No entanto, é preciso ter cautela, pois a interação de medicamentos com as complexas vias neurológicas ainda não é totalmente compreendida e pode levar a efeitos colaterais indesejados.

Outro conceito relevante é o de "prática deliberada", que enfatiza a importância de exercícios focados e repetitivos para aproveitar ao máximo a plasticidade cerebral durante a reabilitação. Ao contrário do que algumas abordagens mais generalistas propõem, o foco aqui é na qualidade do treino e não apenas na quantidade. É uma abordagem que reconhece que a plasticidade é um recurso limitado e, portanto, deve ser usada de forma estratégica.

As implicações desses avanços são vastas e tocam em vários domínios, desde o tratamento de condições crônicas como a Doença de Parkinson e a Esclerose Múltipla até a reabilitação após lesões traumáticas cerebrais. Também estão surgindo aplicações em outros domínios, como na educação e no treinamento esportivo, áreas onde a capacidade do cérebro para mudar e adaptar-se é igualmente valiosa.

Em resumo, o campo da reabilitação neurológica está se tornando cada vez mais refinado e personalizado, graças em parte aos avanços na nossa compreensão da plasticidade cerebral. Estamos longe de ter todas as respostas, mas o que é inegável é que estamos em um momento emocionante de descobertas e inovações que têm o potencial de mudar vidas para melhor. A plasticidade cerebral não é apenas um conceito científico fascinante, mas também uma chave para a recuperação e o bem-estar em uma escala muito humana.

Plasticidade e Aprendizado.

A plasticidade cerebral não se restringe apenas ao campo da reabilitação neurológica; ela também desempenha um papel crucial no aprendizado ao longo da vida. Entender a intersecção entre plasticidade e aprendizado pode não apenas melhorar abordagens educacionais, mas também fornecer insights para treinamento profissional e desenvolvimento pessoal.

Do ponto de vista neurobiológico, o aprendizado envolve a modificação de sinapses, que são os pontos de conexão entre neurônios. A plasticidade sináptica permite que essas conexões se fortaleçam ou enfraqueçam em resposta a novas informações ou estímulos. Este é um processo dinâmico e contínuo que se manifesta de várias formas, desde a aquisição de novas habilidades motoras até o entendimento de conceitos complexos em matemática ou literatura.

A neurogênese, o processo pelo qual novos neurônios são formados, também está relacionada ao aprendizado. Estudos mostram que ambientes ricos em estímulos e oportunidades de aprendizado podem promover a neurogênese, particularmente em regiões do cérebro associadas à memória e ao aprendizado, como o hipocampo.

A idade também desempenha um papel na plasticidade e no aprendizado. Enquanto cérebros mais jovens tendem a ser mais plásticos, a capacidade para a plasticidade existe ao longo de toda a vida. Isso significa que o aprendizado não tem uma "data de validade"; no entanto, os métodos eficazes de aprendizado podem variar dependendo da idade e de outros fatores, como a presença de condições neurológicas ou psiquiátricas.

A implicação prática dessas descobertas é significativa. Educadores e formuladores de políticas estão começando a reconhecer que métodos pedagógicos devem ser projetados levando em conta a neurociência do aprendizado. Além disso, abordagens de ensino que eram vistas como alternativas, como aprendizado baseado em projetos ou métodos que enfatizam a resolução de problemas, estão recebendo mais atenção e validação científica.

É também importante notar que a plasticidade cerebral relacionada ao aprendizado não é apenas acadêmica. Ela se estende a habilidades sociais e emocionais. Programas que incorporam o desenvolvimento socioemocional junto com o currículo acadêmico estão mostrando resultados promissores, reforçando a ideia de que a plasticidade cerebral é um recurso valioso que pode ser otimizado para melhorar múltiplos aspectos da experiência humana.

Assim, à medida que avançamos no entendimento da plasticidade cerebral, torna-se cada vez mais evidente que esse fenômeno é um motor subjacente em vários aspectos do aprendizado. Isso inclui não apenas a absorção de novas informações, mas também a habilidade de desaprender ou reaprender conceitos e comportamentos anteriores. Essa capacidade de reconfiguração cerebral representa uma vantagem adaptativa, permitindo que o indivíduo se ajuste a novos ambientes ou recupere funções após lesões.

No contexto acadêmico, as implicações são igualmente notáveis. Com um entendimento mais aprofundado da plasticidade, podemos projetar abordagens educacionais que se alinham mais estreitamente com a maneira como o cérebro realmente funciona. Isso envolve não apenas a estruturação do conteúdo, mas também a incorporação de atividades que favoreçam o envolvimento ativo do aluno, estimulando assim a plasticidade cerebral.

Compreender a relação entre plasticidade e aprendizado também oferece novos caminhos para intervenções em casos de dificuldades de aprendizado ou deficiências. Se sabemos que o cérebro tem a capacidade de se reorganizar, então programas de reabilitação e treinamento podem ser formulados para aproveitar essa plasticidade inerente, ajudando indivíduos a superar barreiras cognitivas ou motoras.

Além disso, o conhecimento emergente sobre a plasticidade tem o potencial de revolucionar a educação continuada e o desenvolvimento profissional. Em um mundo em constante mudança, a capacidade de aprender e se adaptar é mais crítica do que nunca. Aqui, a plasticidade cerebral oferece uma promessa real de desenvolvimento contínuo, permitindo que os adultos adquiram novas habilidades ou atualizem conhecimentos antigos de maneira eficaz.

A intersecção entre plasticidade cerebral e aprendizado é uma fronteira excitante que promete remodelar nossa compreensão de como o cérebro humano funciona. Ao considerar esse elo crucial, estamos posicionados para aproveitar a extraordinária capacidade do cérebro para se adaptar e evoluir, melhorando assim a qualidade da educação e da vida em geral. Com essa compreensão, somos convidados a reimaginar o aprendizado como um processo vital que se estende desde a infância até a idade avançada, sempre amparado pela incrível plasticidade do nosso órgão mais complexo: o cérebro.

Capítulo 3: Neurofisiologia

A neurofisiologia é um ramo da neurociência que se concentra no estudo do funcionamento do sistema nervoso. Ela se dedica a entender como os neurônios e as redes neurais operam, desde a interação molecular até os processos de nível mais elevado, como a percepção, o movimento e a cognição. Esse campo oferece uma lente através da qual podemos examinar a complexidade assombrosa do cérebro humano e, por extensão, da consciência humana.

Enquanto algumas disciplinas neurocientíficas se

concentram mais nos aspectos estruturais ou bioquímicos, a neurofisiologia oferece uma visão integrada que ajuda a decifrar os mecanismos elétricos e químicos que subjazem à atividade neural. Essa compreensão é crucial para decifrar não apenas como o cérebro "funciona", mas também como as coisas podem "dar errado", resultando em diversas condições neurológicas e psiquiátricas.

Importância no Contexto Médico

A relevância da neurofisiologia no cenário médico não pode ser subestimada. Com uma compreensão profunda dos processos fisiológicos neurais, os profissionais de saúde estão mais bem equipados para diagnosticar, tratar e, em alguns casos, prevenir condições que afetam o sistema nervoso. Isso abrange uma gama vasta de doenças, desde transtornos neurodegenerativos como a doença de Parkinson e a esclerose múltipla até condições psiquiátricas como depressão e ansiedade.

Mas a neurofisiologia não é útil apenas para entender patologias; ela também desempenha um papel vital na melhoria de procedimentos médicos, como cirurgias neurológicas e na anestesia. Por exemplo, o mapeamento cerebral intraoperatório, que é altamente dependente dos princípios neurofisiológicos, pode ser usado para minimizar danos a áreas cerebrais vitais durante a cirurgia.

Desta forma, a neurofisiologia age como uma ponte entre a teoria neurocientífica e a prática clínica. Ao entender os mecanismos que impulsionam a função neural em um nível profundo, podemos traduzir esse conhecimento em intervenções mais eficazes, diagnósticos mais precisos e, em última análise, melhores resultados para os pacientes.

Neurofisiologia e Diagnóstico

Um dos usos mais imediatos da neurofisiologia na prática clínica é no diagnóstico. Ferramentas de imagem, como a ressonância magnética funcional (fMRI) e a eletroencefalografia (EEG), têm suas raízes nos princípios neurofisiológicos. Estas tecnologias nos permitem visualizar a atividade cerebral em tempo real e, consequentemente, compreender melhor como variações nessa atividade podem sinalizar a presença de uma doença ou condição específica.

Testes neurofisiológicos também têm um valor inestimável na avaliação da eficácia de tratamentos em tempo real. Eles podem ser usados para monitorar como o cérebro responde a um medicamento ou outra forma de intervenção, fornecendo dados críticos que podem guiar o tratamento futuro. Em um cenário mais amplo, essas informações também contribuem para a pesquisa clínica, ajudando a refinar tratamentos e mesmo a desenvolver novas abordagens terapêuticas.

Neurofisiologia e Farmacologia

A relação entre neurofisiologia e farmacologia é outro aspecto crucial que tem implicações diretas no tratamento de doenças neurológicas e psiquiátricas. A compreensão de como diferentes neurotransmissores afetam a atividade neuronal pode informar o desenvolvimento de medicamentos que modulam esses processos químicos. Isso é especialmente relevante em condições como depressão, onde o desequilíbrio dos neurotransmissores é uma das principais preocupações terapêuticas.

A neurofisiologia não se limita a estudar apenas o cérebro humano; ela também abrange o sistema nervoso como um todo. Isso inclui a compreensão da fisiologia de nervos periféricos e músculos, conhecimentos que são cruciais para tratar doenças como a neuropatia diabética ou condições relacionadas ao músculo, como a miastenia gravis.

Em resumo, a neurofisiologia oferece uma base de conhecimento essencial que permeia diversas subespecialidades da medicina. Ela não apenas ilumina o complexo funcionamento do sistema nervoso, mas também fornece as ferramentas para manipular esse sistema de maneira terapêutica. Seja no diagnóstico, tratamento ou pesquisa, o campo é indispensável para a medicina moderna.

Neurofisiologia e Plasticidade Neural

Talvez um dos aspectos mais fascinantes da neurofisiologia seja o estudo da plasticidade neural - a incrível habilidade do sistema nervoso de se adaptar e mudar em resposta a experiências e estímulos. A neuroplasticidade não é apenas uma característica única dos cérebros jovens; ela acontece ao longo de toda a vida. Uma compreensão aprofundada da plasticidade neural pode revolucionar nossa abordagem ao tratamento de condições como acidente vascular cerebral, lesão cerebral traumática e doenças neurodegenerativas como Alzheimer e Parkinson.

Por exemplo, terapias de reabilitação pós-AVC frequentemente se baseiam em princípios de neuroplasticidade. A ideia é utilizar partes saudáveis do cérebro para assumir funções de áreas danificadas. Saber como e quando aplicar estímulos específicos pode maximizar o potencial de recuperação, algo que seria impossível sem um sólido entendimento dos princípios neurofisiológicos.

Neurofisiologia e Integração Sensorial

A integração sensorial é outro subcampo vital da neurofisiologia que tem implicações médicas significativas. Distúrbios neste domínio podem levar a condições como disfunção da integração sensorial frequentemente observada em transtornos do espectro autista. As técnicas neurofisiológicas podem ajudar a identificar não apenas as regiões cerebrais envolvidas, mas também os mecanismos neurais subjacentes. Terapêuticas direcionadas podem então ser desenvolvidas para melhorar os resultados para esses pacientes.

Neurofisiologia e Cognição

Finalmente, mas não menos importante, a neurofisiologia é fundamental para nosso entendimento dos processos cognitivos como memória, atenção e linguagem. Esta é uma área particularmente emocionante, pois combina elementos de psicologia, filosofia e medicina. Desordens como o déficit de atenção e hiperatividade (TDAH), demência e dislexia são melhor compreendidas e tratadas através de uma lente neurofisiológica.

Em todas essas maneiras e mais, a neurofisiologia serve como um pilar fundamental na prática médica moderna. Seu papel em expandir nosso entendimento do sistema nervoso não apenas nos permite diagnosticar e tratar uma série de condições com mais eficácia, mas também abre novas portas para terapias inovadoras que podem um dia mudar o cenário da medicina neurológica como a conhecemos.

POTENCIAL DE AÇÃO E SUA PROPAGAÇÃO

Despolarização e Hiperpolarização.

Quando adentramos no território misterioso e maravilhoso dos neurônios, somos confrontados com um fenômeno quase mágico: a capacidade dessas células de transmitir sinais elétricos em milésimos de segundo, permitindo uma comunicação celular eficiente. O protagonista deste show elétrico é o potencial de ação, um evento rápido e altamente coordenado que basicamente determina se um sinal neural irá ou não ser enviado.

Despolarização: A Ignição da Faísca Elétrica

A história começa na membrana celular do neurônio, um ambiente elétrico delicadamente balanceado. Sob condições de repouso, a célula mantém uma diferença de potencial elétrico (ou seja, está "polarizada"). Então, algo interessante acontece. Um estímulo desencadeia uma alteração temporária nessa polaridade, permitindo a entrada de íons de sódio na célula. Este é o estágio de "despolarização", o qual se assemelha à ignição de um carro. Ele decide se a célula nervosa enviará um sinal ou não. Se a despolarização alcançar um certo limiar, o potencial de ação é iniciado e propagado ao longo do axônio.

Hiperpolarização: O Período Refratário

Mas como qualquer bom mecanismo, a célula precisa de um sistema de freios para evitar a sinalização descontrolada. Aqui entra o estágio de "hiperpolarização", um período refratário durante o qual o neurônio é menos sensível a novos estímulos. Durante a hiperpolarização, a célula diminui sua excitabilidade ao permitir a saída de íons de potássio, restaurando assim o potencial de membrana ao seu estado de repouso. Este é o momento em que o neurônio diz, "Esperem um segundo, eu preciso me reajustar antes de fazer isso de novo".

A Dança Coordenada entre Despolarização e Hiperpolarização

Estes dois eventos trabalham em harmonia para regular a sinalização neural. É uma dança meticulosamente orquestrada de íons e canais, todos coordenados para assegurar que o sinal seja enviado de forma precisa e eficiente. A despolarização e a hiperpolarização não são apenas eventos isolados, mas partes integrantes de uma cadeia de eventos que ocorrem dentro e fora do neurônio.

O entendimento desses processos é crucial em um contexto clínico. Anomalias na despolarização e hiperpolarização estão associadas a várias doenças neurológicas e psiquiátricas, desde a epilepsia até transtornos de humor. Portanto, não é apenas uma questão acadêmica interessante, mas uma área de pesquisa vital que tem o potencial de transformar a maneira como tratamos uma ampla gama de condições médicas.

Assim, a despolarização e a hiperpolarização atuam como os dois pilares que sustentam a arquitetura complexa do potencial de ação, permitindo que este fenômeno fisiológico básico exerça um impacto profundo no funcionamento de sistemas biológicos complexos.

Fases de Aumento e Pico

O potencial de ação não é um evento singular, mas um processo com várias fases distintas que garantem a transmissão eficiente do sinal ao longo do neurônio. Entre essas fases, a "Fase de Aumento" e o "Pico" são cruciais para entender a fisiologia subjacente ao funcionamento neuronal.

Fase de Aumento: A Ascensão Meteórica

Na fase de aumento, a despolarização da membrana celular chega ao limiar necessário para disparar um potencial de ação. É como se uma pedra tivesse sido jogada em um lago calmo, causando uma onda crescente de atividade. Canais de sódio voltagem-dependentes abrem-se rapidamente, permitindo uma infusão massiva de íons de sódio para o interior da célula. Isso resulta em uma ascensão rápida e íngreme no potencial elétrico, marcando a fase de aumento do potencial de ação.

Pico: O Zênite do Potencial de Ação

Atingir o pico do potencial de ação é como chegar ao clímax de um concerto musical; é o ponto culminante da sequência de eventos. A entrada de íons de sódio atinge seu máximo e, em seguida, os canais de sódio começam a se fechar. Simultaneamente, os canais de potássio abrem, preparando o terreno para a próxima fase, que é a repolarização. No pico, a diferença de potencial elétrico da membrana celular é positiva, indicando que a despolarização foi bem-sucedida em inverter a polaridade da célula, mesmo que por um curto período de tempo.

Integração no Contexto Médico

Compreender estas fases é vital para a prática médica, principalmente em neurologia e anestesiologia.

Medicamentos que interferem na abertura e fechamento dos canais iônicos podem alterar as fases do potencial de ação, o que é crucial para o tratamento de distúrbios como epilepsia, arritmias cardíacas e dor crônica.

Em suma, a fase de aumento e o pico são etapas fundamentais que ditam o sucesso do potencial de ação. Elas são orquestradas por um equilíbrio delicado e preciso de eventos moleculares e iônicos que, quando compreendidos, podem fornecer insights valiosos para a medicina e a neurociência. Estas fases são como as notas em uma partitura musical, cada uma indispensável para a sinfonia completa da comunicação neural.

A Fase de Descida: A Caminho da Estabilização

Depois de alcançar o pico, o próximo passo é a fase de descida, que também é fundamental para o potencial de ação. Nesta fase, a célula começa a repolarizar, ou seja, voltar ao seu estado inicial de repouso. Os canais de sódio se fecham para evitar mais influxo desse íon, enquanto os canais de potássio se abrem amplamente, permitindo que o potássio flua para fora da célula. Esse fluxo ajuda a restaurar a diferença de potencial elétrico original através da membrana neuronal. A repolarização é uma etapa necessária para "resetar" a célula e prepará-la para um novo ciclo de potenciais de ação.

Fase de Hiperpolarização: O "Overcorrection"

Em alguns casos, a saída de potássio é tão eficiente que leva a uma hiperpolarização. Isso significa que a célula se torna ainda mais negativa do que em seu estado de repouso. É uma espécie de "correção excessiva" que atua como uma salvaguarda, garantindo que um novo potencial de ação não será disparado prematuramente antes que a célula esteja pronta.

Conexão Clínica

Do ponto de vista médico, qualquer desvio nas fases de um potencial de ação pode ter implicações significativas para a saúde. Na esclerose múltipla, por exemplo, a capacidade de propagação do potencial de ação pode ser comprometida devido à degradação da bainha de mielina. O entendimento preciso das fases do potencial de ação também é crucial no desenvolvimento de medicamentos para o tratamento de desordens neurais, incluindo os distúrbios do movimento e condições de dor crônica.

As fases do potencial de ação são mais do que simples eventos bioelétricos; elas são a base da comunicação neural e, por extensão, de todos os processos cognitivos e físicos que nos definem como seres humanos. Sua complexidade e eficácia são evidências da intrincada engenharia biológica que ainda estamos apenas começando a entender em sua totalidade.

Velocidade de Propagação e Mielina: A Autopista Neural

Ao estudar o fenômeno do potencial de ação, é crucial entender não apenas como ele ocorre, mas também como ele se move ao longo da fibra nervosa. É aqui que entram em cena a velocidade de propagação e a mielina, dois fatores que funcionam em conjunto para garantir que os sinais neurais sejam transmitidos de maneira eficiente e eficaz.

O Poder do Isolamento: A Mielina

Comecemos com a mielina, um tipo de isolante lipídico que envolve o axônio em vários segmentos, separados por pequenas áreas expostas conhecidas como nós de Ranvier. Esta disposição é muito mais do que um simples truque de design; ela desempenha um papel fundamental na aceleração da transmissão do sinal nervoso. A mielina permite que o potencial de ação "pule" de um nó ao próximo, um fenômeno conhecido como condução saltatória. Isso aumenta a velocidade de transmissão do impulso nervoso de forma impressionante, assegurando que a mensagem chegue ao seu destino em tempo hábil.

Velocidade de Propagação: Não É Uma Constante

O próximo aspecto a considerar é a velocidade de propagação per se. É errôneo pensar que todos os potenciais de ação viajam à mesma velocidade; na verdade, isso pode variar significativamente dependendo de uma série de fatores. O diâmetro do axônio, a presença ou ausência de mielina e a temperatura são alguns dos elementos que podem influenciar a rapidez com que um sinal se move. Em axônios mielinizados, a velocidade pode chegar a impressionantes 100 metros por segundo, enquanto em fibras não mielinizadas, essa velocidade pode ser tão baixa quanto 1 metro por segundo.

Importância Médica e Clínica

Entender a mecânica da velocidade de propagação e da mielina é crucial para a medicina moderna. Doenças como a esclerose múltipla são caracterizadas pela deterioração da mielina, levando a uma desaceleração na transmissão de sinais nervosos, que por sua vez resulta em uma série de sintomas neurológicos. Além disso, o conhecimento sobre como potenciais de ação se movem pode ser vital para o desenvolvimento de terapias em condições que afetam o sistema nervoso, desde a neuropatia diabética até certos tipos de lesões traumáticas.

Condução Saltatória: Uma Revolução Evolutiva

A introdução da condução saltatória em axônios mielinizados foi, em muitos aspectos, uma revolução evolutiva. Essa técnica não apenas acelera a transmissão do potencial de ação, mas também conserva energia. Como os canais de sódio e potássio estão concentrados nos nós de

Ranvier, a membrana axonal sob a mielina está, em grande parte, inativa durante a transmissão do potencial de ação. Isso minimiza o custo metabólico associado à recuperação do potencial de repouso após cada evento de despolarização, tornando todo o processo mais eficiente.

Variabilidade e Regulação: Quando a Velocidade Conta

Em contextos fisiológicos ou patológicos específicos, a velocidade de propagação pode ser ajustada. Por exemplo, em situações de estresse ou perigo, certos mecanismos podem aumentar temporariamente a transmissão neural para facilitar respostas rápidas. Isso é extremamente útil em situações de "luta ou fuga", onde uma fração de segundo pode fazer toda a diferença.

Em contrapartida, a diminuição na velocidade de propagação pode ter implicações clínicas severas. Em condições como hipotermia ou intoxicação por substâncias que afetam a membrana celular, o potencial de ação pode ser retardado a ponto de comprometer funções vitais.

Implicações na Prática Clínica e Terapêutica

O entendimento detalhado dos mecanismos que controlam a velocidade de propagação é crucial para a terapêutica neural, incluindo o tratamento de doenças como esclerose múltipla, doença de Alzheimer e muitas outras neuropatias. Também tem relevância em técnicas de reabilitação onde a recuperação da função nervosa é desejável. A modulação da mielinização e da velocidade de transmissão neural representa um campo ativo de pesquisa, visando ao desenvolvimento de novas estratégias terapêuticas.

Assim, a velocidade de propagação e a mielina são mais do que simples detalhes na arquitetura neural; eles são os guardiões silenciosos da eficiência e eficácia do sistema nervoso, cuja importância só é realmente apreciada quando

algo dá errado.

Mielina: Um Novo Alvo de Terapias Regenerativas

Com o crescente entendimento sobre a importância da mielina e da velocidade de propagação na transmissão de sinais neurais, novas terapêuticas estão emergindo que focam na regeneração da bainha de mielina. Isto é especialmente relevante para doenças neurodegenerativas, como esclerose múltipla, onde a perda de mielina é um dos principais fatores patológicos. Pesquisas recentes estão investigando o uso de células-tronco e outros métodos regenerativos para restaurar a mielina danificada, o que pode ter implicações transformadoras para o tratamento dessas condições.

Potencial de Ação e Diagnóstico: Medindo Velocidade e Eficiência

Outro avanço é o uso da velocidade de propagação como uma métrica diagnóstica. Técnicas modernas de neuroimagem, como difusão por ressonância magnética tensorial (DTI), estão começando a ser usadas para avaliar a integridade da mielina em diferentes condições clínicas. Essa abordagem pode oferecer um novo conjunto de ferramentas para o diagnóstico precoce e o monitoramento do progresso de doenças neurodegenerativas.

A Sublime Complexidade do Simples

Portanto, ao explorar a mielina e a velocidade de propagação em sua rica complexidade, descobrimos que até mesmo as funções mais "simples" do sistema nervoso são resultados de uma série de mecanismos altamente especializados e elegantemente regulados. Da evolução à fisiologia normal, e da patologia à terapêutica, cada aspecto nos diz algo sobre como somos conectados internamente. Entender esses processos é fundamental para a prática médica, pois nos permite ir além dos sintomas e tratar as causas subjacentes. A mielina e a velocidade de propagação do potencial de ação são elementos cruciais para o funcionamento eficaz do sistema nervoso. Estas estruturas e processos não só facilitam a comunicação neural rápida e eficiente, mas também oferecem novas avenidas para o diagnóstico e tratamento de várias doenças neurológicas. Ao compreender plenamente estas dinâmicas, abrimos a porta para avanços significativos na medicina e na qualidade de vida dos pacientes. Com isso, concluímos nossa discussão sobre a velocidade de propagação e a mielina, dois tópicos de crescente importância na neurociência contemporânea.

Canais de Sódio Na⁺

Os canais de sódio são estruturas de proteína complexas, incrustadas na membrana celular dos neurônios, que desempenham um papel central na geração e na propagação de potenciais de ação. Estes canais são portais seletivos que permitem o influxo de íons de sódio (Na+) para o interior da célula, uma característica que é crucial para a despolarização da membrana neuronal e, consequentemente, para a iniciação de um potencial de ação. Importa notar que os canais de sódio são regulados de forma muito precisa, abrindo-se e fechando-se em resposta a alterações específicas no ambiente elétrico da célula.

No estado de repouso, esses canais estão fechados, impedindo a passagem de íons de sódio. No entanto, quando a célula atinge um determinado limiar de excitação, os canais de sódio abrem rapidamente, permitindo que os íons de sódio entrem na célula e neutralizem a carga negativa intracelular. Este rápido influxo de íons sódio é o que despolariza a membrana, dando início ao potencial de ação. Posteriormente, os canais de sódio passam por um estado de inativação, durante o qual não podem ser reabertos até que a membrana celular seja repolarizada. Este mecanismo de "porta de inativação" serve como uma espécie de relógio biológico que assegura que os potenciais de ação se movam numa única direção ao longo do axônio e que haja um intervalo refratário durante o qual a célula não pode disparar um novo potencial de ação.

Do ponto de vista médico, a compreensão do funcionamento dos canais de sódio é fundamental. Muitas doenças neurológicas, como a epilepsia, e distúrbios cardíacos, como a arritmia, estão ligados a disfunções nos canais de sódio. Além disso, os anestésicos locais e alguns tipos de medicamentos antiepilépticos funcionam bloqueando esses canais, evitando, assim, a geração de potenciais de ação. Compreender essas estruturas em nível molecular pode, portanto, levar a tratamentos mais eficazes e direcionados para uma variedade de condições.

A complexidade na regulação dos canais de sódio não termina apenas na sua abertura e fechamento. Há diferentes subtipos de canais de sódio, cada um com propriedades elétricas únicas e padrões de expressão celular específicos. Isso significa que diferentes tipos de neurônios, ou mesmo diferentes regiões do mesmo neurônio, podem expressar distintos subtipos de canais de sódio, contribuindo para a diversidade funcional do sistema nervoso. A variação nos subtipos também tem implicações clínicas, uma vez que os defeitos em diferentes subtipos podem estar associados a diferentes doenças neuromusculares e neurológicas.

A pesquisa em neurociência e farmacologia tem mostrado como o bloqueio seletivo de certos subtipos de canais de sódio pode ser uma estratégia terapêutica eficaz. Por exemplo, medicamentos antiepilépticos modernos visam a inibição seletiva de subtipos específicos de canais de sódio, minimizando assim os efeitos colaterais ao evitar o bloqueio de canais que são críticos para outras funções celulares.

Outro aspecto intrigante é a maneira como os canais de sódio são afetados por outras moléculas sinalizadoras, como neurotransmissores e hormônios. Alguns desses compostos podem modular a atividade dos canais de sódio, tornando-os mais ou menos sensíveis ao estímulo, o que pode alterar significativamente o comportamento neural e, por extensão, o funcionamento do organismo como um todo. A modulação dos canais de sódio também pode ser um mecanismo pelo qual o sistema nervoso se adapta a diferentes estados fisiológicos, como o estresse ou a falta de sono, realçando a sua relevância na compreensão da saúde e da doença.

Por fim, é importante ressaltar que os canais de sódio não atuam isoladamente; eles são parte de um complexo sistema de canais iônicos que inclui canais de potássio, canais de cálcio e outros, todos trabalhando em coordenação para regular o comportamento elétrico da célula. A compreensão dessa rede complexa é crucial para o desenvolvimento de intervenções médicas eficazes e é um campo de pesquisa ativo na neurociência contemporânea.

Canais de Potássio K$^+$

Os canais de potássio desempenham um papel crucial na regulação da excitabilidade das células, sendo especialmente importantes no sistema nervoso e no músculo cardíaco. Estes canais permitem o fluxo de íons de potássio (K^+) através da membrana celular, o que é fundamental para retornar a célula ao seu potencial de membrana em repouso após um potencial de ação, uma função conhecida como "repolarização". A repolarização é indispensável para a célula se preparar para outro ciclo de excitação e condução de sinais elétricos.

Semelhante aos canais de sódio, os canais de potássio não são uma entidade homogênea. Existem diferentes tipos e subtipos de canais de potássio, cada um com suas próprias propriedades cinéticas e farmacológicas. Alguns canais de potássio são abertos em resposta a uma alteração na tensão elétrica através da membrana, enquanto outros são sensíveis a fatores intracelulares como ligantes ou a concentração de íons cálcio. Isso permite uma regulação muito refinada do comportamento elétrico das células.

A diversidade de canais de potássio se estende ainda mais com a presença de diferentes subunidades que podem se combinar para formar canais heterotetraméricos. Esta variação estrutural resulta em canais com propriedades elétricas únicas, contribuindo para a riqueza do comportamento neuronal e da fisiologia celular. Distúrbios nesses canais podem resultar em uma variedade de doenças, como epilepsia, arritmias cardíacas e outros distúrbios do sistema nervoso.

Os canais de potássio também estão sujeitos a uma complexa modulação por outras moléculas celulares. Por exemplo, a fosforilação de resíduos de aminoácidos em subunidades do canal pode alterar suas propriedades funcionais, permitindo que a célula responda dinamicamente a sinais bioquímicos. Tais mecanismos de sinalização intracelular envolvendo canais de potássio são áreas de intenso estudo, dada a sua relevância clínica.

A funcionalidade dos canais de potássio não está isolada, mas é parte de um intrincado sistema de canais iônicos que inclui canais de sódio, cálcio e cloro, entre outros. A orquestração deste sistema complexo é o que permite a geração e propagação de sinais elétricos nas células excitáveis, tornando-os centrais para entendermos os mecanismos de ação em neurociências, cardiologia e em outras áreas da biomedicina.

Continuando a exploração dos canais de potássio, é fundamental discutir a sua classificação, que pode ser bastante extensa. Um dos métodos mais comuns de classificação baseia-se na sua atividade em relação ao potencial de membrana e outros fatores condicionantes. Por exemplo, temos os canais de potássio dependentes de voltagem, que são ativados por mudanças no potencial elétrico através da membrana. Estes canais desempenham um papel vital na repolarização e hiperpolarização da membrana após um potencial de ação.

Outro tipo importante é o canal de potássio ativado por cálcio, também conhecido como K(Ca). Estes canais abrem-se em resposta ao aumento da concentração intracelular de cálcio, desempenhando um papel crítico na modulação da excitabilidade celular em várias condições fisiológicas e patológicas.

Existem ainda canais de potássio regulados por ligantes intracelulares, como o ATP. Estes são frequentemente encontrados no músculo liso e nas células beta do pâncreas e estão envolvidos em processos como a regulação do tônus muscular e a secreção de insulina.

Também é válido mencionar os canais de potássio "em repouso" ou "basais", que estão abertos na ausência de estímulos específicos e contribuem para o estabelecimento do potencial de membrana em repouso. Esses canais, muitas vezes referidos como canais "de vazamento", têm uma função menos glamorosa, mas essencial para a manutenção do equilíbrio iônico e elétrico das células.

A pesquisa contemporânea em neurociências e medicina está começando a desvendar o potencial terapêutico de moduladores específicos dos canais de potássio. Devido ao seu papel crucial em muitas funções celulares, estes canais tornam-se alvos atraentes para intervenções farmacológicas em diversas doenças, incluindo desordens neurológicas e cardíacas.

Canais de potássio são componentes versáteis e multifuncionais do maquinário celular. São fundamentais para a neurofisiologia e para a fisiologia de outros tecidos excitáveis. A compreensão detalhada desses canais é, portanto, não só de interesse acadêmico, mas tem implicações práticas significativas na medicina e na farmacologia.

Canais de Cálcio Ca^{2+}

Os canais de cálcio são cruciais para a regulação da homeostase do cálcio, um íon intracelular que serve como um importante segundo mensageiro em várias vias de sinalização. Estes canais estão envolvidos em numerosos processos celulares, incluindo contração muscular, liberação de neurotransmissores, regulação do ciclo celular e muitos outros.

Assim como os canais de potássio e sódio, os canais de cálcio podem ser classificados de várias maneiras. Uma abordagem comum é a classificação com base na dependência de voltagem. Os canais de cálcio dependentes de voltagem são especialmente relevantes nas células excitáveis, como neurônios e células musculares. Estes canais são ativados por mudanças no potencial de membrana e estão subdivididos em vários tipos, como os canais L, T, N, P/Q e R, cada um com propriedades funcionais específicas e perfis de expressão tecidual.

Os canais L são os principais responsáveis pelo influxo de cálcio em células musculares cardíacas e esqueléticas, e são o alvo das drogas bloqueadoras dos canais de cálcio. Os canais T são mais comuns em tecidos como o músculo liso e o cérebro, onde estão envolvidos na modulação da excitabilidade celular.

Em contrapartida, os canais de cálcio também podem ser ativados por outras vias que não dependem da voltagem. Por exemplo, os canais de cálcio do tipo receptor-operado são ativados pela ligação de ligantes específicos a receptores de membrana, enquanto os canais de cálcio do tipo armazém-operado são abertos em resposta ao esgotamento dos estoques intracelulares de cálcio.

Na medicina, os inibidores dos canais de cálcio são frequentemente usados para tratar condições como hipertensão e angina de peito. Além disso, mutações nesses canais foram implicadas em várias doenças neurológicas, incluindo algumas formas de epilepsia e ataxia espinocerebelar.

A estrutura desses canais é frequentemente composta de várias subunidades que modulam a sua atividade. Por exemplo, a subunidade alfa-1 é o principal componente do poro do canal e é responsável pela seleção de íons e abertura do canal. Outras subunidades, como as subunidades beta, alfa-2/delta e gama, têm papéis modulatórios e podem influenciar a cinética e a localização do canal na membrana.

A regulação desses canais é igualmente complexa e envolve uma série de mecanismos de sinalização intracelular. O fosforilamento por diferentes quinases, como a proteína quinase A (PKA) e a proteína quinase C (PKC), pode modular a atividade dos canais. Além disso, outros fatores intracelulares, como a concentração de íons cálcio, também podem afetar a função dos canais de cálcio de maneiras diversas, que vão desde a inibição até a ativação do canal.

Dentro do contexto clínico, a farmacologia dos canais de cálcio é de grande interesse, uma vez que medicamentos como os bloqueadores dos canais de cálcio têm um amplo espectro de aplicações. Estas drogas podem ser categorizadas de acordo com sua seletividade para diferentes tipos de canais de cálcio e podem ter diferentes efeitos dependendo do tecido-alvo. Por exemplo, verapamil e diltiazem são comumente usados para tratar arritmias cardíacas, enquanto nifedipina e outros diidropiridínicos são mais frequentemente usados para tratar hipertensão.

O estudo dos canais de cálcio também tem implicações significativas para o entendimento de doenças neurológicas. Distúrbios associados a mutações em genes que codificam canais de cálcio podem resultar em uma ampla gama de sintomas neurológicos. Algumas dessas condições, como a síndrome de Timothy e certas formas de epilepsia do lobo temporal, são diretamente ligadas a defeitos na função dos canais de cálcio.

Nesse sentido, o campo da neurofisiologia tem muito a ganhar com a investigação contínua dos mecanismos subjacentes à regulação e função dos canais de cálcio. Ainda estamos apenas começando a arranhar a superfície dessa complexa rede de interações que definem a fisiologia e a patologia relacionadas ao cálcio intracelular.

Inibidores de Canais Iônicos

Certamente, os inibidores e ativadores dos canais iônicos desempenham um papel crucial na modulação da atividade celular. Compreender estes agentes é vital tanto para a pesquisa básica quanto para a clínica médica, pois o seu uso tem aplicações terapêuticas significativas.

Inibidores de Canais Iônicos

Os inibidores de canais iônicos são substâncias que bloqueiam o fluxo de íons através dos canais iônicos. Esses agentes podem ser naturais ou sintéticos e atuam de forma seletiva ou inespecífica. Os bloqueadores dos canais de sódio, como a tetrodotoxina e o anestésico local lidocaína, são frequentemente usados em estudos neurofisiológicos e no tratamento de condições como a dor neuropática.

Os bloqueadores dos canais de cálcio, como já mencionado, são usados em uma variedade de configurações clínicas, incluindo o tratamento de hipertensão, angina e arritmias cardíacas. Eles incluem drogas como o verapamil, a nifedipina e o diltiazem, cada uma com suas próprias características farmacodinâmicas e farmacocinéticas.

Ativadores de Canais Iônicos

Em contraste com os inibidores, os ativadores de canais iônicos são compostos que facilitam a abertura dos canais, aumentando assim o fluxo de íons através deles. Os agonistas de canais de potássio, por exemplo, são usados para tratar uma série de condições, incluindo a hipertensão. O minoxidil é um exemplo de uma droga que ativa canais de potássio.

Outros ativadores relevantes incluem os agonistas de canais de cálcio ativados por receptores, que são usados em estudos para investigar a fisiologia do cálcio intracelular e potencialmente na modulação da neurotransmissão e do tônus muscular.

Importância Clínica e de Pesquisa

A habilidade de modular a atividade dos canais iônicos oferece um caminho poderoso para a intervenção médica. Isso é particularmente evidente na farmacologia do sistema nervoso, onde o controle preciso do fluxo iônico é fundamental para a neurotransmissão e para a propagação do potencial de ação. Além disso, o desenvolvimento de novos agentes moduladores dos canais iônicos continua a ser uma área de intensa pesquisa, com o objetivo de encontrar novas terapias para uma ampla gama de doenças.

Transmissão de Informações Neurais

Sinapses Elétricas

Ao contrário das sinapses químicas, onde a transmissão sináptica é mediada por neurotransmissores, as sinapses elétricas permitem uma comunicação mais direta e rápida entre os neurônios. Essa comunicação é possível graças aos canais iônicos conhecidos como junções comunicantes ou "*gap junctions*."

Estrutura e Funcionalidade dos Gap Junctions

Cada junção comunicante é composta por duas conexinas, uma de cada célula, formando um canal iônico que conecta diretamente os citoplasmas das células vizinhas. Esses canais são altamente seletivos e permitem o fluxo de cátions e ânions, bem como de pequenas moléculas sinalizadoras, entre as células conectadas.

Vantagens e Desvantagens

Uma das principais vantagens das sinapses elétricas é a velocidade. Como não há necessidade de liberação e ligação de neurotransmissores, a transmissão de sinais é quase instantânea. Isso é particularmente benéfico em sistemas onde o tempo de resposta rápida é crucial, como nos sistemas sensoriais e motores. No entanto, essa eficiência vem com um custo: a falta de amplificação do sinal, que é comum em sinapses químicas devido à liberação de neurotransmissores.

Modulação por Canais Iônicos

Os canais iônicos desempenham um papel crucial na modulação da atividade nas sinapses elétricas. Por exemplo, a abertura ou fechamento de canais iônicos específicos pode afetar a polaridade da membrana, o que, por sua vez, pode influenciar a probabilidade de abertura dos canais de junção comunicante. Além disso, certos canais iônicos estão envolvidos na regulação do próprio "*gap junction*," incluindo canais sensíveis ao cálcio, que podem abrir ou fechar a junção em resposta a variações nas concentrações de cálcio intracelular.

Implicações Clínicas e Terapêuticas

Devido ao seu papel central na transmissão rápida de sinais, as sinapses elétricas e os canais iônicos associados a elas são alvos potenciais para tratamentos médicos. Desordens neurológicas como a epilepsia, onde há uma desregulação da atividade elétrica cerebral, podem ser potencialmente tratadas através da modulação dessas sinapses e canais iônicos.

Embora as sinapses elétricas sejam reconhecidas por

sua eficiência e rapidez, é importante notar que elas não são entidades estáticas. Pelo contrário, são moduladas por vários fatores, incluindo a atividade dos canais iônicos, as condições fisiológicas da célula e até mesmo influências externas como hormônios e drogas.

Plasticidade das Sinapses Elétricas

A plasticidade, ou a capacidade de se adaptar a diferentes condições, também é uma característica das sinapses elétricas. Várias proteínas e enzimas podem modificar a estrutura e a funcionalidade das conexinas, que compõem os canais de "gap junctions". Tais modificações podem ser resultado de eventos intracelulares, como variações no pH ou nos níveis de cálcio, ou de estímulos extracelulares, como a exposição a hormônios.

Regulação por Canais Iônicos

Voltando ao tema dos canais iônicos, estes são verdadeiramente os maestros da orquestra sináptica elétrica. Canais de potássio, por exemplo, podem regular o potencial de membrana da célula, tornando mais ou menos provável que uma junção comunicante se abra. Por outro lado, a ativação de canais de sódio pode causar uma despolarização da membrana, aumentando assim a probabilidade de transmissão sináptica.

Implicações no Tecido Nervoso e Sistemas de Órgãos

Sinapses elétricas são frequentemente encontradas em redes neurais onde a coordenação e a sincronização de atividades são vitais. Elas são comuns, por exemplo, nos circuitos do tronco cerebral responsáveis pela regulação da respiração e da frequência cardíaca. A presença de sinapses elétricas em tais circuitos destaca a importância dos canais iônicos na regulação de funções fisiológicas críticas.

As sinapses elétricas e seus canais iônicos associados

são um exemplo fascinante da complexidade e da eficiência da comunicação neuronal. Apesar de sua aparente simplicidade, essas sinapses são altamente reguladas e adaptáveis, o que lhes permite participar em uma variedade de funções fisiológicas e comportamentais. Sua importância na neurociência e na medicina continua a ser um tema de pesquisa intensa, prometendo novas descobertas e aplicações terapêuticas.

CAPÍTULO 4: SENSAÇÃO E PERCEPÇÃO

A sensação e a percepção são fenômenos cerebrais intrincados e extraordinários que dão sentido à nossa existência. Compreendê-los é dar um passo adiante na decifração da complexidade da mente humana e seu modo de interagir com o mundo. A sensação é o estágio inicial, o ponto de partida, a antessala da experiência perceptual. É como se os nossos sentidos fossem sentinelas avançadas, coletando dados brutos do ambiente para serem refinados pela percepção.

Porém, seria um equívoco considerar os sistemas sensoriais como meros transdutores de estímulos ambientais. Eles são sofisticados e, em muitos casos, altamente especializados. Pense, por exemplo, na complexidade das células fotorreceptoras da retina, capazes de captar diferentes comprimentos de onda de luz e iniciar um processo neural que culmina na visão colorida. Ou nos mecanorreceptores da pele que nos fazem sentir o toque suave de uma brisa ou o aperto de uma mão.

Ainda mais fascinante é o que ocorre após a sensação. A percepção, em seus diversos estágios, atua como uma espécie de maestro, organizando, priorizando e interpretando as informações sensoriais para criar uma representação mental coerente e contextualizada do mundo ao nosso redor. Estes processos são ainda mais críticos nas práticas médicas, onde a habilidade de um profissional de saúde para interpretar sinais e sintomas pode ser a diferença entre a vida e a morte.

Esta complexa interação entre sensação e percepção

é altamente modulada por fatores como atenção, memória e até mesmo nossas emoções e crenças. Não é apenas "ver para crer", mas também "crer para ver". Neste capítulo, vamos explorar os meandros desses sistemas, entender suas bases fisiológicas e bioquímicas, e discutir suas implicações clínicas e terapêuticas. Em uma linguagem que almeja ser técnica mas acessível, nosso objetivo é levar o leitor em uma viagem pelo universo sensorial e perceptual humano, desvendando seus mistérios e suas aplicações práticas.

Visão

A visão é um dos sistemas sensoriais mais elaborados e cruciais para a interação humana com o ambiente. Do ponto de vista médico, entender a fisiologia da visão é fundamental para diagnóstico, tratamento e até prevenção de várias patologias oculares e neurológicas. A máquina visual humana começa com a captação de fótons pela retina, um tecido neural altamente sensível e especializado localizado no fundo do olho.

É na retina onde encontramos os fotorreceptores, células especializadas na detecção da luz. Há dois tipos principais de fotorreceptores: os cones, responsáveis pela visão diurna e percepção de cores, e os bastonetes, que predominam na visão noturna. A captura da luz por essas células desencadeia uma série de eventos bioquímicos, culminando em mudanças elétricas que serão propagadas através de células ganglionares e seus axônios, formando o nervo óptico.

A informação visual, então, viaja pelo nervo óptico até o córtex visual, passando por várias estruturas cerebrais, incluindo o tálamo. Cada uma dessas etapas envolve mecanismos fisiológicos incrivelmente sofisticados. Por exemplo, o processo de adaptação à luz e à escuridão envolve ajustes dinâmicos na sensibilidade dos fotorreceptores e na transmissão sináptica. Além disso, há a análise de contraste, movimento e formas, que permite a detecção de objetos e a navegação no ambiente.

Mas o que torna a visão verdadeiramente fascinante é o aspecto perceptual. O cérebro não é apenas um receptor passivo de sinais visuais; ele os interpreta ativamente, baseando-se no contexto, nas experiências passadas e em outros estímulos sensoriais. Dessa forma, a visão vai além da mera tradução de fótons em imagens mentais; ela é um fenômeno cognitivo complexo que nos permite entender e interagir com o mundo ao nosso redor de forma significativa.

Nesse ponto, cabe destacar a importância da interdisciplinaridade no estudo da visão. Neurologistas, oftalmologistas, psicólogos e outros profissionais da área de saúde podem oferecer diferentes perspectivas e abordagens para um entendimento mais completo deste sentido extraordinário.

A intricada interligação entre os sistemas visuais e neurais cria um campo fértil para pesquisas, não só em neurociência, mas também em psicologia, engenharia biomédica e até mesmo em inteligência artificial. Vamos falar agora da plasticidade do sistema visual, um tema de interesse tanto clínico quanto acadêmico. A plasticidade visual é notável, especialmente em estágios iniciais de desenvolvimento, quando o sistema nervoso ainda está moldando suas conexões. Em casos de ambliopia, por exemplo, uma intervenção precoce pode recuperar consideravelmente a função visual.

Outro ponto relevante é a questão dos distúrbios da visão, que podem ser tanto de origem ocular quanto neural. Glaucoma, degeneração macular, retinopatia diabética e neurite óptica são apenas alguns exemplos de condições que podem afetar significativamente a qualidade da visão e, por extensão, a qualidade de vida. Um conhecimento aprofundado da fisiologia e patologia da visão é crucial para o diagnóstico preciso e o tratamento eficaz dessas condições.

Além de suas implicações clínicas, o estudo da visão oferece uma janela única para entender a consciência humana e a cognição. Questões como a percepção de cores, a profundidade e o movimento não só nos intrigam do ponto de vista filosófico, mas também têm implicações práticas. Por exemplo, a compreensão de como percebemos o movimento pode ter aplicações em áreas tão diversas quanto a segurança no trânsito e o design de interfaces de usuário.

A visão, é, portanto, um dos sistemas sensoriais mais complexos e fundamentais para nossa sobrevivência e bem-estar. Ela é tanto um fenômeno físico, envolvendo a transdução de estímulos luminosos em sinais elétricos, quanto um fenômeno psicológico, envolvendo a interpretação e a integração desses sinais em nossa percepção consciente. E isso torna o estudo da visão uma disciplina verdadeiramente interdisciplinar, cuja compreensão demanda um esforço colaborativo entre várias especialidades na área da saúde.

Audição

A audição é um dos sistemas sensoriais mais fascinantes e complexos que possuímos, atuando como uma janela para o mundo sonoro que nos rodeia. No contexto clínico e acadêmico, a compreensão aprofundada da audição é de extrema importância, principalmente quando consideramos o impacto substancial que a perda auditiva pode ter sobre a qualidade de vida de um indivíduo.

A fisiologia da audição começa no ouvido externo, onde as ondas sonoras são captadas e canalizadas para o tímpano. O ouvido médio, em seguida, amplifica essas vibrações através da ação dos ossículos: martelo, bigorna e estribo. Estas vibrações, então, são transmitidas ao ouvido interno, onde são transformadas em impulsos elétricos pela cóclea, que contém milhares de células ciliadas sensíveis ao som. Esses impulsos são enviados ao córtex auditivo através do nervo auditivo, onde são processados e interpretados como som.

A compreensão desse sistema é crucial para o diagnóstico e tratamento de várias patologias que afetam a audição. O zumbido, por exemplo, é uma condição que pode ter origens diversas, desde danos mecânicos a componentes bioquímicos e até fatores neurológicos. Problemas como surdez súbita, hiperacusia e distúrbios do processamento auditivo central também são tópicos de intenso estudo, e seu entendimento pode levar a novas estratégias terapêuticas.

Além disso, a audição tem um papel crucial na comunicação e na socialização humanas. Problemas auditivos podem levar a dificuldades de comunicação que, por sua vez, podem resultar em isolamento social e deterioração da saúde mental. A relação entre audição e linguagem também faz deste um campo de estudo multidisciplinar que envolve audiologistas, neurologistas, psicólogos e até mesmo linguistas.

Por último, mas não menos importante, o estudo da audição tem aplicações práticas que vão além da medicina. O design de aparelhos auditivos, o desenvolvimento de algoritmos de cancelamento de ruído, e até a criação de espaços acusticamente otimizados são apenas algumas das áreas em que um profundo conhecimento da audição pode ser aplicado.

A continuação do nosso estudo sobre a audição nos leva a nuances ainda mais refinadas deste sistema sensorial. Por exemplo, é fundamental entender o conceito de frequência sonora, que determina o tom de um som e é medida em Hertz (Hz). O ouvido humano é capaz de detectar uma ampla gama de frequências, geralmente entre 20 Hz a 20.000 Hz. Este alcance pode variar com a idade e exposição a ruídos, elementos que têm implicações diretas na audiologia clínica.

A integração entre o sistema auditivo e o sistema nervoso central é outro aspecto que merece atenção. O córtex auditivo não apenas interpreta as informações sonoras, mas também as integra com outros tipos de dados sensoriais e cognitivos. Isso explica, por exemplo, o fenômeno da "cegueira de mudança auditiva", onde um som inesperado pode passar despercebido se a pessoa estiver focada em uma tarefa visual intensa.

O campo da audiologia também se beneficia grandemente das tecnologias emergentes. O uso de implantes cocleares e aparelhos auditivos com inteligência artificial representa um avanço significativo na melhoria da qualidade de vida para pessoas com deficiências auditivas. Estas inovações não só amplificam o som, mas também filtram ruídos indesejados e adaptam-se às preferências do usuário em tempo real.

No contexto clínico, entender a audição em sua complexidade é crucial para diagnósticos mais acurados e tratamentos mais eficazes. Transtornos como a Síndrome de Ménière, que afeta o ouvido interno e pode levar a vertigem e perda auditiva, são campos de estudo em constante evolução. Pesquisas atuais estão focadas na relação entre fatores genéticos, inflamatórios e até virais que podem contribuir para esta e outras patologias auditivas.

A audição, portanto, não é apenas um sentido isolado, mas uma complexa rede de sistemas biológicos e tecnológicos que interagem de forma dinâmica com o nosso ambiente e nosso cérebro. Cada avanço no entendimento da audição não é apenas um passo à frente na ciência básica, mas também tem o potencial de melhorar drasticamente a qualidade de vida de milhões de pessoas ao redor do mundo.

Tato

O tato, ou sentido somatossensorial, é um dos pilares do nosso sistema sensorial e possui múltiplas facetas que vão muito além do simples toque. Este sentido é capaz de detectar uma variedade de estímulos, como pressão, temperatura, dor e até mesmo vibração, e tem a habilidade de fornecer informações cruciais sobre nosso ambiente externo e interno.

O órgão principal responsável pelo tato é a pele, a maior extensão do corpo humano e a primeira barreira de defesa contra agentes externos. Ela é repleta de diferentes tipos de receptores sensoriais, como os mecanorreceptores, que respondem a estímulos mecânicos, e os termorreceptores, que detectam variações de temperatura. Cada tipo de receptor tem uma função específica e contribui para a riqueza de nossa percepção tátil.

No contexto clínico, a percepção tátil é especialmente relevante. Por exemplo, a neuropatia periférica, que pode ser causada por uma variedade de condições médicas como diabetes, pode resultar em perda de sensibilidade em diversas partes do corpo, aumentando o risco de ferimentos e complicações. Além disso, algumas condições dermatológicas, como a psoríase, podem alterar a sensibilidade da pele e influenciar a percepção do tato.

A tecnologia também tem um papel em amplificar ou simular o tato. Os avanços em próteses táteis e peles eletrônicas sensíveis estão começando a replicar aspectos deste sentido incrivelmente sofisticado. Em campos como a robótica médica e a realidade virtual, a simulação do tato é uma área de pesquisa em rápido crescimento que tem implicações significativas para a reabilitação e treinamento médico.

O tato é ainda fundamental para a comunicação não-verbal e para a formação de vínculos emocionais. O poder de um abraço ou o conforto de segurar a mão de alguém são exemplos de como esse sentido pode influenciar nosso bem-estar psicológico e emocional.

O tato não é apenas um fenômeno biológico, mas também uma experiência subjetiva e psicológica que atravessa diversas dimensões do ser humano. Para entender esse sentido em sua plenitude, é importante considerar não apenas os mecanismos biológicos que o sustentam, mas também o seu papel na cognição e comportamento humano.

A somestesia, ou sensação somática, é um aspecto central da percepção tátil. Ela é organizada no córtex somatossensorial, uma região do cérebro responsável por processar informações vindas de várias partes do corpo. Essa área do cérebro é notável por seu 'homúnculo sensorial', uma representação mapeada das diversas partes do corpo humano. Isso significa que diferentes regiões do córtex somatossensorial são especializadas em processar sensações de diferentes partes do corpo.

A lateralização das funções táteis também é um tema de pesquisa intrigante. Isso se refere à forma como cada hemisfério do cérebro é responsável por sensações em lados opostos do corpo. Por exemplo, o córtex somatossensorial do hemisfério direito é ativado por estímulos táteis do lado esquerdo do corpo, e vice-versa.

Em um contexto médico, uma compreensão detalhada do sistema tátil pode ter implicações terapêuticas importantes. A terapia tátil, como a massoterapia, pode ser usada para aliviar a dor, reduzir o estresse e melhorar a qualidade de vida em várias condições médicas. Além disso, a reabilitação sensorial pode ser vital para pacientes que sofreram lesões que afetam seu sentido do tato.

A pesquisa sobre o tato também tem relevância em áreas como a engenharia biomédica e a neurociência computacional. O desenvolvimento de interfaces táteis e *haptics* (tecnologias que simulam o tato) são exemplos de como a compreensão desse sentido está sendo aplicada em contextos tecnológicos, com o objetivo de criar experiências mais imersivas e realistas.

Com tudo isso em mente, é claro que o tato é um domínio de estudo multidimensional que oferece um amplo espectro de aplicações práticas e teóricas. Seja na clínica médica, na pesquisa básica ou na indústria tecnológica, o tato continua a ser um campo fascinante e em constante evolução, cuja importância não pode ser subestimada.

Olfato

O olfato é, talvez, o sentido mais enigmático, mas seu papel na percepção humana é inquestionavelmente crítico. Ele atua como uma espécie de "portal" para nossas emoções e memórias, estabelecendo conexões profundas com nossas experiências passadas e até mesmo com nossa evolução como espécie. Do ponto de vista médico e psicológico, compreender os mecanismos do olfato é essencial não apenas para tratar distúrbios olfatórios, mas também para entender como esse sentido interage com outros sistemas sensoriais e afeta a saúde mental e emocional.

O sistema olfatório é composto por uma série de estruturas que começam nas células receptoras olfativas localizadas na parte superior da cavidade nasal. Estas células são únicas na medida em que são, efetivamente, neurônios que se conectam diretamente ao cérebro. O bulbo olfatório age como uma espécie de estação de processamento inicial, filtrando e interpretando os sinais antes de enviá-los para outras áreas do cérebro, incluindo o córtex olfatório e o sistema límbico.

Além de sua capacidade de detectar uma vasta gama de odores, o olfato também interage com nosso sentido do paladar para criar uma percepção mais rica e nuanceada dos sabores. Este é um excelente exemplo de como nossos sistemas sensoriais não operam em isolamento, mas sim em uma rede interconectada que contribui para nossa experiência global do mundo.

Em contextos médicos, o olfato é especialmente pertinente para distúrbios neurodegenerativos como o Alzheimer e o Parkinson. A perda de olfato é frequentemente um dos primeiros sintomas dessas condições, e uma melhor compreensão dos mecanismos olfatórios pode fornecer pistas cruciais para o diagnóstico e tratamento precoces.

E o que dizer sobre a aromaterapia e outros tratamentos alternativos que se concentram no olfato? Enquanto a eficácia dessas práticas ainda é tema de debate, não se pode negar que o olfato tem um impacto direto em nosso bem-estar emocional e psicológico.

Portanto, o olfato é um campo de investigação com múltiplas facetas, que abrange desde a neurociência até a psicologia, a fisiologia e além. Ele nos oferece uma janela fascinante para o funcionamento interno do cérebro humano e continua a ser um tópico fundamental para qualquer um interessado em entender a complexidade da percepção sensorial humana.

é crucial considerar as vias neurais que conduzem os sinais olfativos até o cérebro. Diferentemente de outros sistemas sensoriais que têm sinapses intermediárias no tronco encefálico ou no tálamo, os axônios das células receptoras olfativas estabelecem conexão direta com os neurônios do bulbo olfatório. Isso proporciona uma via de comunicação "expressa" ao cérebro, permitindo uma resposta quase imediata a estímulos olfatórios. Este arranjo neural único também oferece oportunidades para o estudo da neuroplasticidade e do desenvolvimento neural.

Do bulbo olfatório, os sinais são encaminhados para várias áreas do cérebro, incluindo o córtex olfatório primário e o sistema límbico. Aqui, o cheiro é não apenas identificado, mas também associado a emoções e memórias. Não é coincidência que certos odores possam evocar lembranças poderosas ou sentimentos de prazer ou aversão. Este é um campo em rápido crescimento conhecido como "neurociência afetiva", que explora como os estados emocionais são gerados pela atividade neural.

Vale também ressaltar a relação bidirecional entre o olfato e outros sistemas fisiológicos. Estudos recentes mostram como o olfato pode influenciar a secreção hormonal, a resposta imunológica e até mesmo o metabolismo. No caso de doenças metabólicas como a diabetes, a percepção olfatória pode ser significativamente alterada, levantando questões interessantes sobre como os sistemas sensoriais são modulados por estados fisiológicos.

O desenvolvimento de tecnologias de imagem cerebral também está começando a revelar a complexidade das redes neurais envolvidas na percepção olfatória. Ferramentas como a ressonância magnética funcional (fMRI) e a tomografia por emissão de pósitrons (PET) estão sendo usadas para mapear as áreas cerebrais ativadas por diferentes odores e para entender como essa ativação muda em resposta a fatores externos como o estresse ou a exposição a toxinas.

Com as recentes pandemias virais, como a COVID-19, o olfato ganhou destaque também na epidemiologia e na virologia. A perda súbita do olfato tornou-se um sintoma comum da infecção, incitando pesquisas urgentes sobre como os vírus podem afetar os neurônios sensoriais e que tipos de sequelas podem deixar no sistema olfatório.

Concluindo, o olfato é uma porta para o entendimento da neurociência sensorial, com implicações que vão além da simples detecção de odores. Ele fornece insights valiosos sobre a relação entre a percepção sensorial, emoção, memória e fisiologia, tornando-se um campo de estudo indispensável na formação médica e em pesquisas multidisciplinares.

Paladar

O sistema gustativo, responsável pelo nosso senso de paladar, é uma entidade fascinante tanto em termos de sua biologia celular quanto em sua interconexão com outros sistemas sensoriais e centros neurais mais altos. As papilas gustativas, localizadas principalmente na língua, mas também espalhadas pela boca e garganta, são os sensores primários desse sistema. Cada uma dessas papilas contém células receptoras especializadas que se ligam a diferentes substâncias, desencadeando uma resposta neural específica. Importante notar é que nosso paladar não é uma entidade isolada; ele funciona em um contexto multimodal, interagindo estreitamente com o olfato e o sistema trigeminal, que mede sensações como ardor ou resfriamento.

A informação coletada por essas células gustativas é enviada ao cérebro através de fibras nervosas que fazem sinapse no núcleo do trato solitário no tronco encefálico. A partir daí, esses sinais viajam para o tálamo e posteriormente para o córtex gustativo primário, onde são integrados e percebidos como sabores distintos. Mas a história não termina aqui. Esses sinais são então comunicados a várias outras partes do cérebro, incluindo o sistema límbico, que é crucial para a associação emocional de sabores, e as áreas corticais frontais, que contribuem para decisões como continuar comendo um determinado alimento ou evitá-lo.

É interessante observar que o paladar está profundamente entrelaçado com nossas vidas emocionais e sociais. Quem não se lembra de um prato específico que nos remete a momentos de conforto, casa ou infância? Estudos em neurociência comportamental indicam que a forma como percebemos os sabores pode ser significativamente influenciada por fatores como estado emocional, ambiente social e até mesmo memórias. Além disso, o paladar tem implicações diretas na nutrição e na saúde. Alterações no sistema gustativo podem afetar significativamente a ingestão alimentar, o que pode ter implicações em condições como a obesidade e transtornos alimentares.

O campo de estudo da neurociência do paladar também está começando a explorar a plasticidade neural associada ao nosso senso de gosto. Os avanços em técnicas de optogenética e imagens de ressonância magnética funcional estão abrindo novos caminhos para entender como os sabores são codificados no cérebro e como essas vias podem ser modificadas por aprendizado, exposição e outras formas de plasticidade neural. Assim como no caso do olfato, este é um sistema sensorial que pode ser afetado por diversas patologias e condições médicas, como algumas formas de doença neurológica e tratamentos para o câncer, tornando seu entendimento vital em um contexto clínico.

Com essa abordagem abrangente, fica claro que o paladar é mais do que apenas uma porta para o prazer gastronômico. Ele é uma janela complexa para o funcionamento do cérebro, a saúde e o comportamento humano, servindo como um tópico vital e fascinante na formação médica e na pesquisa em neurociência e saúde.

A discussão sobre o paladar seria incompleta sem mergulhar no mecanismo molecular e bioquímico que rege a percepção do sabor. Assim como outros sistemas sensoriais, o paladar é orquestrado por uma série de eventos de sinalização celular e molecular. Os receptores gustativos, majoritariamente proteínas de membrana, estão sintonizados para detectar compostos específicos, como sais, ácidos, açúcares e uma variedade de outros sabores, como o umami, que é característico de proteínas e aminoácidos. Quando esses compostos se ligam aos receptores, eles desencadeiam uma cascata de eventos intracelulares, geralmente envolvendo o aumento dos níveis de cálcio intracelular, que leva à ativação de canais iônicos e à geração de um potencial de ação.

O cruzamento e a integração de informações entre os diferentes tipos de receptores e suas respectivas vias de sinalização permitem uma riqueza e uma complexidade de percepção que vão muito além dos cinco sabores básicos tradicionalmente descritos. Isso é evidenciado pela recente descoberta de receptores para outros tipos de sensações gustativas, como o sabor gorduroso, ou ainda, a pungência de alimentos como pimentas. Esses achados sugerem que o sistema gustativo é muito mais diversificado do que se pensava inicialmente e que há muito mais a ser explorado e compreendido neste campo.

É interessante também mencionar como a genética e as experiências de vida contribuem para variações na percepção do gosto. Polimorfismos genéticos em genes que codificam os receptores gustativos podem levar a diferenças substanciais na percepção de sabores, como o amargor. Além disso, experiências culturais, educação alimentar na infância e até mesmo a exposição intrauterina a diferentes sabores podem remodelar o sistema gustativo, levando a preferências e aversões alimentares que podem persistir ao longo da vida.

Outra área de interesse crescente é o impacto das alterações sensoriais do paladar no envelhecimento e em doenças neurodegenerativas. Estudos têm mostrado que alterações no sistema gustativo podem ser um dos primeiros sinais de condições como a doença de Alzheimer e de Parkinson, o que poderia servir como um marcador precoce para essas doenças.

Finalmente, o papel do paladar na mediação das interações sociais e culturais não pode ser negligenciado. A comida é uma parte integral de muitas atividades sociais e rituais culturais, e a forma como experimentamos o sabor pode influenciar significativamente nossa interação com o mundo ao nosso redor. Consequentemente, o estudo do paladar oferece insights importantes não apenas sobre a neurobiologia sensorial, mas também sobre aspectos mais amplos da experiência humana.

PROCESSAMENTO DE INFORMAÇÕES SENSORIAIS

O processamento de informações sensoriais é um tópico de investigação fascinante e crucial para entender como o cérebro transforma estímulos externos em percepções conscientes. Toda a jornada sensorial começa com a detecção do estímulo por receptores especializados localizados em órgãos sensoriais específicos, como a retina para a visão ou a cóclea para a audição. A informação capturada é então codificada em potenciais de ação, que viajam ao longo de axônios até o sistema nervoso central para processamento posterior.

Uma vez que esses sinais alcançam o cérebro, eles passam por uma série de transformações computacionais. A primeira estação costuma ser uma área de processamento primário, como o córtex visual primário para estímulos visuais ou o córtex auditivo primário para sons. Aqui, as informações são decompostas em seus componentes mais básicos: cor, orientação e movimento para estímulos visuais; tom, volume e localização para sons. Esses dados são então enviados para áreas corticais secundárias e terciárias para processamento adicional, onde começam a ser integrados em uma percepção unificada e contextual.

Este processo não é unidirecional; há uma quantidade substancial de feedback entre diferentes níveis de processamento. Este sistema de *feedforward e feedback* é o que permite o cérebro a se adaptar rapidamente a novas informações ou priorizar determinados estímulos em detrimento de outros, um fenômeno conhecido como atenção seletiva.

A plasticidade sináptica e a modulação de redes neurais também desempenham um papel significativo no processamento sensorial. Por exemplo, a exposição repetida a um determinado estímulo pode levar ao fortalecimento ou enfraquecimento das sinapses, o que por sua vez pode alterar a forma como informações futuras são processadas. Este é o mecanismo subjacente à habituação e à sensibilização, processos pelos quais nos tornamos menos ou mais sensíveis a estímulos repetidos, respectivamente.

O processamento de informações sensoriais é ainda mais complicado pela presença de interações multimodais e pela integração de informações de diferentes sistemas sensoriais. Isso é exemplificado pelo fenômeno de percepção multi-sensorial, onde a informação de um sentido pode influenciar a percepção em outro, como quando a visão de um objeto influencia sua percepção tátil.

Em um contexto médico, a compreensão do processamento de informações sensoriais é fundamental para o diagnóstico e tratamento de uma variedade de condições, incluindo distúrbios sensoriais, como perda auditiva ou visão reduzida, e doenças neurodegenerativas que afetam a capacidade do cérebro de interpretar estímulos sensoriais. Portanto, esse conhecimento não é apenas teoricamente interessante, mas também clinicamente relevante.

A compreensão detalhada do processamento de informações sensoriais também traz implicações significativas para campos como neurociência cognitiva, psicologia e até inteligência artificial. Em termos de cognição, essa informação é vital para entender como formamos memórias, como tomamos decisões e como interagimos socialmente. Por exemplo, o processamento de expressões faciais e a capacidade de discernir emoções estão intimamente ligados à nossa percepção visual e auditiva, e é esse complexo processamento que nos permite navegar no mundo social de uma forma significativa.

As áreas de processamento sensorial também estão sujeitas a modulação pelo estado emocional, nível de atenção e outros fatores cognitivos. Por exemplo, em um estado de alerta ou ansiedade, a atenção seletiva pode ser direcionada para estímulos potencialmente ameaçadores, como um som repentino ou movimento rápido no campo visual periférico. Este é um exemplo clássico de como o sistema límbico, responsável por emoções e memória, pode influenciar o processamento sensorial.

A investigação dos mecanismos subjacentes ao processamento sensorial também tem aplicações práticas, especialmente na era moderna da neurociência e da tecnologia. O desenvolvimento de próteses sensoriais, como retinas artificiais ou implantes cocleares, exige um conhecimento íntimo de como esses sistemas funcionam para replicar suas funções de maneira eficaz. Além disso, o entendimento das redes neurais envolvidas no processamento sensorial pode inspirar algoritmos de aprendizado de máquina e inteligência artificial que imitam a capacidade do cérebro humano de interpretar e responder a informações complexas.

Na medicina, essa área de estudo é crucial para

entender a base neural de distúrbios sensoriais e para o desenvolvimento de tratamentos mais eficazes. Por exemplo, em casos de neuropatia periférica, onde há uma deterioração das fibras nervosas que afeta a sensação, entender os mecanismos de processamento sensorial pode ser a chave para desenvolver abordagens terapêuticas inovadoras.

É evidente que o processamento de informações sensoriais é um domínio amplo e multifacetado que cruza diversas disciplinas. Cada descoberta neste campo não apenas adiciona ao nosso entendimento sobre o funcionamento do cérebro humano, mas também abre portas para aplicações práticas em várias áreas da ciência e da medicina. Dado seu significado tanto teórico quanto aplicado, é um tópico que promete continuar sendo uma área vital de pesquisa e inovação.

Integração cortical e subcortical

A integração cortical e subcortical no processamento de informações sensoriais é uma área de estudo que oferece *insights* tanto na funcionalidade básica do cérebro como nas aplicações clínicas. Essa integração ocorre em várias regiões e caminhos neurais que trabalham sinergicamente para proporcionar uma percepção coerente do ambiente ao redor. A pesquisa nesta área é particularmente relevante para entender melhor o espectro completo de nossa experiência sensorial, desde o momento em que os receptores sensoriais captam um estímulo até a interpretação e reação a ele.

Corticalmente, áreas como o córtex somatossensorial, o córtex auditivo e o córtex visual desempenham papéis críticos na interpretação dos estímulos. Estas regiões corticais, muitas vezes, não atuam de forma isolada. Elas estão ligadas através de circuitos neurais a várias outras áreas do cérebro que contribuem para funções cognitivas superiores, como atenção, memória e tomada de decisão. Por exemplo, o córtex pré-frontal está envolvido na modulação da atenção e pode priorizar determinados estímulos sensoriais em detrimento de outros, dependendo do contexto.

Em um nível subcortical, estruturas como o tálamo desempenham um papel significativo como "*gatekeepers*" ou porteiros de informações sensoriais. O tálamo filtra estímulos sensoriais e encaminha informações relevantes às áreas corticais apropriadas para processamento adicional. Também é aqui que a modulação de vários neurotransmissores, como a dopamina e a serotonina, pode afetar a percepção sensorial.

Além disso, o sistema límbico, que é uma rede de estruturas subcorticais, tem influência significativa sobre a percepção sensorial. Ele é responsável por atribuir significado emocional aos estímulos, o que pode alterar drasticamente a forma como as informações são processadas e percebidas. Por exemplo, um estímulo visual pode ser processado de maneira diferente se for associado a uma memória agradável em comparação com uma desagradável.

É notável que essa integração complexa ocorre quase instantaneamente e geralmente de forma inconsciente. A falha nesses sistemas de integração pode levar a várias desordens sensoriais e neurológicas, como a síndrome do membro fantasma ou distúrbios do espectro do autismo, onde a integração sensorial pode ser comprometida.

Em termos acadêmicos, a compreensão desses mecanismos de integração tem implicações abrangentes, desde a otimização da cirurgia neural guiada por imagem até o desenvolvimento de terapias inovadoras para distúrbios sensoriais. É uma área de estudo com possibilidades inexploradas que poderia revolucionar nossa abordagem na medicina regenerativa e na neurociência comportamental.

Continuando sobre a integração cortical e subcortical, é fundamental discutir o papel das redes neurais em larga escala que sustentam essa complexa orquestração de processamento de informações sensoriais. Essas redes incluem circuitos recorrentes que permitem a retroalimentação entre as áreas corticais e subcorticais, o que é crucial para a modulação e a interpretação dinâmica dos estímulos sensoriais.

O funcionamento da integração sensorial é muitas vezes analogamente comparado ao de uma orquestra sinfônica, onde diferentes instrumentos (áreas corticais e subcorticais) colaboram para produzir uma única composição coesa (percepção sensorial). Nestas redes, os neurônios comunicam-se através de sinapses, onde a transmissão de informações ocorre não apenas numa direção linear, mas também permite feedback, facilitando a modulação de respostas. Isso é fundamental para a plasticidade neural e para a capacidade do cérebro de se adaptar a novas informações ou recuperar funções após danos neurais.

A comunicação entre as áreas corticais e subcorticais também é influenciada por ritmos neurais, ou oscilações cerebrais, que ajudam a coordenar a atividade neural. Esses ritmos, como as ondas theta e gamma, são importantes para sincronizar a atividade entre diferentes regiões cerebrais, permitindo um processamento eficiente de informações. Essa sincronização é vital para funções como a percepção do tempo, o foco seletivo da atenção e a consolidação da memória.

Do ponto de vista clínico, a pesquisa sobre integração cortical e subcortical tem implicações para o tratamento de uma variedade de condições médicas. Por exemplo, em casos de acidente vascular cerebral (AVC), entender como as regiões do cérebro se comunicam pode ser vital para a reabilitação e para a retomada das funções sensoriais e motoras. Da mesma forma, em transtornos neuropsiquiátricos como a esquizofrenia, onde a integração sensorial pode ser profundamente afetada, novas estratégias terapêuticas podem ser desenvolvidas com base em nosso entendimento de como esses sistemas interagem.

Além disso, avanços tecnológicos em neuroimagem e em técnicas como a optogenética estão permitindo investigações cada vez mais refinadas desses processos. Esses métodos permitem aos pesquisadores não apenas observar esses sistemas em ação, mas também manipulá-los de formas que eram antes impossíveis, abrindo novas avenidas para intervenções terapêuticas.

Ao compreender a integração cortical e subcortical, nós não apenas deciframos os fundamentos do funcionamento cerebral, mas também abrimos um caminho para avanços significativos em neurociência e medicina. O tema é intrincado e pleno de subtextos que nos levam cada vez mais fundo na compreensão da complexidade humana.

INTEGRAÇÃO SENSORIAL E PERCEPÇÃO

Teorias e modelos atuais

As teorias e modelos atuais sobre a integração sensorial e percepção abrem caminhos excitantes para entendermos não só o cérebro humano, mas também questões mais amplas como consciência e cognição. A fronteira científica nesta área é absolutamente empolgante, pois está no cerne de várias condições médicas e psicológicas, desde a Síndrome do Espectro Autista até doenças neurodegenerativas como o Alzheimer.

Um modelo amplamente discutido é o da "percepção bayesiana", que argumenta que nosso cérebro opera como um "inferenciador bayesiano". Em palavras simples, isso significa que o cérebro atualiza constantemente suas "crenças" ou entendimentos baseados em novas informações sensoriais que ele recebe. Imagine andar por uma rua escura: sua percepção inicial pode ser de insegurança, mas se você começa a reconhecer os arredores e identifica uma presença policial, essa "crença" é atualizada, alterando sua percepção da situação. Compreender esse modelo pode ser crucial, por exemplo, em terapias para fobias ou ansiedade, onde a percepção distorcida da realidade é uma preocupação central.

Outro modelo interessante é o de "atraso neural e integração temporal", que explica como o cérebro sincroniza informações vindas de diferentes sistemas sensoriais que operam em velocidades distintas. Este é particularmente relevante no caso de pessoas com desordens do processamento sensorial, onde essa sincronização está comprometida. Para tais indivíduos, o simples ato de atravessar a rua pode ser uma tarefa exaustiva, pois as informações visuais e auditivas podem não estar perfeitamente alinhadas.

Quem poderia imaginar que até a arte e a música poderiam se beneficiar desses estudos? A neuroestética, por exemplo, está explorando como nossos cérebros percebem a beleza e a emoção, um tópico que até mesmo influencia o design de ambientes de reabilitação e hospitais para fornecer estímulos que podem acelerar a recuperação.

E não podemos esquecer a revolução que está acontecendo na forma como entendemos doenças como o Alzheimer. As falhas na integração sensorial e percepção podem ser um dos primeiros sinais da doença, muito antes de sintomas mais óbvios como a perda de memória. Portanto, o campo tem implicações profundas na detecção precoce e na criação de estratégias de tratamento mais eficazes.

Em condições como esquizofrenia, por exemplo, a

percepção da realidade pode ser gravemente distorcida. Os modelos atuais de percepção bayesiana sugerem que, nesses casos, o cérebro pode estar "superpesando" certas informações sensoriais e "subestimando" outras, levando a alucinações e delírios. A pesquisa nesta área tem o potencial de oferecer terapias direcionadas que poderiam reajustar essas "crenças" distorcidas, permitindo uma percepção mais acurada da realidade.

Além disso, o advento da realidade virtual na medicina abre possibilidades fascinantes para a reabilitação sensorial. Imagine um paciente com AVC sendo submetido a cenários de realidade virtual que são projetados para estimular certas vias neurais e melhorar a integração sensorial. Ou pense em crianças com transtornos de processamento sensorial utilizando jogos de RV personalizados que as ajudam a adaptar e integrar informações sensoriais de forma mais eficaz.

A integração sensorial também desempenha um papel crítico no "sentido do eu", um conceito que é fundamental tanto para a psicologia quanto para a filosofia. Os modelos atuais de integração sensorial e percepção estão começando a explicar como nosso cérebro constrói nossa sensação de ser uma "entidade coerente", a despeito da enxurrada de estímulos sensoriais e experiências que enfrentamos. Compreender essa construção cerebral do "eu" é relevante não apenas para condições como a dissociação, mas também para entender estados alterados de consciência, como aqueles induzidos por meditação ou substâncias psicodélicas.

Concluindo, o estudo da integração sensorial e percepção não é apenas uma questão acadêmica, mas um empreendimento que se estende por várias disciplinas, desde a neurociência até a psicologia clínica, a medicina reabilitativa e além. O impacto desse campo de pesquisa é vasto e, enquanto continuamos a descobrir mais sobre os complexos mecanismos subjacentes, as possibilidades para diagnósticos mais precisos e terapias mais eficazes só continuarão a crescer.

CAPÍTULO 5: ATENÇÃO E MEMÓRIA

A relação entre atenção e memória é uma área de pesquisa em rápido crescimento no campo da neurociência. Não apenas porque esses dois domínios têm significativa importância na nossa vida cotidiana, mas também porque eles frequentemente se interconectam de maneiras complexas que nos permitem navegar através de um mundo saturado de informações. A atenção pode ser entendida como um filtro, um mecanismo de seleção que direciona nossos recursos cognitivos para informações relevantes, enquanto a memória é o repositório onde essas informações são armazenadas para recuperação futura.

A atenção é uma função cerebral que orienta nossos recursos cognitivos para certas informações em detrimento de outras. É o que nos permite focar em uma conversa em um ambiente barulhento, ou prestar atenção em um palestrante em meio ao zumbido constante de uma sala de aula cheia. Este mecanismo de "foco" é crucial em um mundo cada vez mais saturado de estímulos e distrações. Pesquisas recentes em neurociência têm se dedicado a entender os circuitos neurais subjacentes à atenção, e como eles se relacionam com outros processos cognitivos, incluindo a memória.

A memória, por sua vez, é o armazenamento de informações para uso futuro. É o que nos permite aprender, adaptar e construir uma narrativa coerente de nossas vidas. A memória é uma função cerebral altamente sofisticada que não apenas armazena informações, mas também as organiza em uma estrutura hierárquica de conceitos e relações. Sem memória, seríamos incapazes de planejar, aprender ou até mesmo reconhecer as pessoas e lugares que compõem nosso mundo.

Ambos os conceitos, atenção e memória, estão interligados em um ciclo de retroalimentação contínua. A atenção direciona nosso foco para informações pertinentes, que são então codificadas na memória. Por sua vez, nossa memória influencia a direção de nossa atenção, com base no que já sabemos ser relevante ou interessante. Além disso, certas áreas do cérebro, como o córtex pré-frontal e o córtex parietal, desempenham um papel crucial tanto na atenção quanto na memória, reiterando a interconexão entre essas duas faculdades.

Este cenário torna-se ainda mais intrigante quando consideramos as implicações clínicas. Déficits de atenção e memória são sintomas comuns em várias doenças neurológicas e psiquiátricas. Compreender a relação entre essas duas funções cognitivas pode levar a tratamentos mais eficazes para condições como Transtorno de Déficit de Atenção e Hiperatividade (TDAH), Alzheimer e outras formas de demência.

Além disso, em uma era de envelhecimento populacional, o tema da memória e sua degradação com a idade torna-se especialmente relevante. Paradoxalmente, enquanto a atenção parece ser menos afetada pelo envelhecimento, a memória, especialmente a de curto prazo, sofre degradações significativas. Este contraste, e sua explicação, podem oferecer insights importantes para a manutenção da saúde cognitiva na velhice.

Neste capítulo, vamos explorar os mecanismos neurais e cognitivos subjacentes à atenção e à memória, bem como as teorias atuais que tentam explicar como essas duas funções estão entrelaçadas. O objetivo é proporcionar uma visão abrangente que ajude os estudantes e profissionais da saúde a entender como esses dois aspectos fundamentais da cognição humana funcionam, como eles podem ser medidos e quais são suas implicações para a saúde e a doença.

Com essa contextualização, podemos mergulhar mais profundamente nos aspectos fascinantes da memória humana. Iniciaremos com a memória de curto prazo, que frequentemente serve como o primeiro "filtro" através do qual as novas informações devem passar. Este é o ponto inicial para qualquer discussão substancial sobre o funcionamento da memória, e é fundamental para entender como processamos, armazenamos e recuperamos informações.

Em resumo, a atenção e a memória não são apenas dois dos aspectos mais estudados da cognição humana, mas também estão entre os mais fascinantes. A compreensão de como essas duas funções se relacionam e se influenciam mutuamente é crucial não apenas para a pesquisa acadêmica, mas também para aplicações práticas em psicologia clínica, educação e até mesmo na nossa vida cotidiana. Vamos então começar nossa exploração aprofundada sobre esses temas.

TIPOS DE MEMÓRIA

Memória de Curto Prazo.

A memória de curto prazo (MCP) é uma das facetas mais instigantes da cognição humana e uma peça crítica na complexa engrenagem do sistema de memória. Comparada com a memória de longo prazo (MLP), que é como um vasto arquivo de informações acumuladas ao longo de toda a vida, a MCP funciona mais como um rascunho ou uma "mesa de trabalho" mental onde as informações são temporariamente mantidas e manipuladas.

Para começar a apreciar a importância da MCP, pense no simples ato de ler esta frase. Você precisa manter cada palavra em sua MCP apenas o tempo suficiente para entender a sentença como um todo. Se sua MCP fosse insuficiente, você se perderia em um mar de palavras isoladas, incapaz de entender o significado completo da frase. Esse exemplo banal já demonstra o papel essencial que a MCP desempenha em nossas atividades cotidianas.

O Modelo de Baddeley

Alan Baddeley, um dos psicólogos mais influentes na área de memória de trabalho e MCP, propôs um modelo composto por um "executivo central" e dois "sistemas escravos": o laço fonológico e o esboço visuoespacial. O laço fonológico é responsável por armazenar informações verbais e auditivas, enquanto o esboço visuoespacial gerencia as informações visuais e espaciais. O "executivo central" coordena esses dois subsistemas e integra as informações com o conhecimento armazenado na MLP.

O Caso Clássico de Henry Molaison (Paciente H.M.)

Para entender o impacto que disfunções na MCP podem ter na vida de uma pessoa, vale a pena examinar o caso de Henry Molaison, mais conhecido como paciente H.M. Devido a uma cirurgia para tratar sua epilepsia grave, H.M. teve partes do seu hipocampo removidas e, como resultado, perdeu a capacidade de formar novas memórias de longo prazo. No entanto, sua MCP permaneceu intacta, e ele ainda podia manter conversas curtas e realizar tarefas simples que não exigiam armazenamento de informações a longo prazo.

MCP e Doenças

O sistema de MCP é altamente sensível a perturbações e pode ser afetado por uma série de condições médicas. No Transtorno de Déficit de Atenção e Hiperatividade (TDAH), por exemplo, uma MCP inadequada pode resultar em dificuldades de aprendizagem e problemas comportamentais, já que a pessoa pode achar complicado seguir instruções ou concluir tarefas que requerem o armazenamento temporário de informações.

A MCP também é particularmente sensível ao envelhecimento e é um dos primeiros domínios cognitivos a mostrar declínio significativo em doenças neurodegenerativas como a doença de Alzheimer. Em pacientes com Alzheimer, a perda de MCP frequentemente se manifesta como esquecimento de tarefas diárias, como onde colocaram as chaves ou o que tinham para fazer naquele dia.

O Papel da Neurociência

A neurociência oferece algumas das visões mais emocionantes sobre a MCP. Áreas como o córtex pré-frontal e o giro fusiforme estão ativamente envolvidas no processamento e armazenamento de informações de curto prazo. Além disso, neurotransmissores como a dopamina e a acetilcolina desempenham papéis significativos na modulação da MCP. Medicamentos que afetam esses neurotransmissores podem, portanto, ter efeitos profundos sobre a MCP, algo que é particularmente relevante no tratamento de doenças neuropsiquiátricas.

Técnicas de Aprimoramento da MCP

O fascínio em torno da MCP também se estende ao campo das técnicas de aprimoramento cognitivo. Métodos como "chunking", onde grandes volumes de informação são divididos em blocos menores, ou técnicas mnemônicas, que envolvem criar associações mentais, podem aumentar significativamente a eficiência da MCP.

É útil observar que a MCP não é uma entidade isolada, mas sim parte integrante do que os cientistas denominam "memória de trabalho". Esta última é uma espécie de "escritório mental", onde a MCP armazena temporariamente os dados, enquanto outros componentes da memória de trabalho os processam, os manipulam ou até mesmo os descartam. Neste contexto, a MCP é tanto um repositório quanto um espaço de processamento, crucial para tarefas que vão desde resolução de problemas matemáticos até a compreensão de relações sociais complexas.

A Neurobiologia da MCP

Ao mergulhar na neurobiologia, é fascinante perceber que a MCP não se localiza em uma única "estação" no cérebro. Embora estruturas como o córtex pré-frontal estejam envolvidas na regulação da MCP, a verdade é que essa forma de memória é o resultado de uma rede neural distribuída. Esta rede envolve áreas corticais e subcorticais, cada uma contribuindo para um aspecto específico da MCP. Estudos usando neuroimagem funcional, por exemplo, revelam que padrões complexos de ativação ocorrem quando uma pessoa está engajada em tarefas que demandam o uso intensivo da MCP. Este fenômeno ilustra como o cérebro é capaz de coordenar várias regiões para realizar tarefas que, à primeira vista, podem parecer simples, mas que são, de fato, computacionalmente intensivas.

Interação com Outros Sistemas Cognitivos

A MCP também tem uma relação intrínseca com outros sistemas cognitivos, como a atenção. De fato, a atenção é considerada o "guardião" da MCP, ajudando a filtrar as informações irrelevantes e garantindo que apenas dados pertinentes ocupem esse espaço mental precioso. Pense, por exemplo, em um ambiente barulhento como um café: você ainda é capaz de manter uma conversa porque sua atenção filtra ativamente os ruídos de fundo, permitindo que apenas a voz da outra pessoa seja armazenada em sua MCP.

A MCP na Saúde e na Doença

Em relação à saúde e à doença, é notável como condições como o Transtorno de Estresse Pós-Traumático (TEPT) podem afetar a MCP. Pacientes com TEPT frequentemente relatam problemas de concentração e memória. Aqui, a perturbação da MCP pode ser tanto uma consequência quanto um fator contribuinte para os sintomas do transtorno. Os flashbacks intrusivos característicos do TEPT podem se sobrepor à MCP, tornando difícil para o paciente se concentrar em tarefas atuais. Além disso, a ansiedade crônica associada ao TEPT pode afetar negativamente a função do córtex pré-frontal, uma região crucial para a MCP, criando um ciclo vicioso de déficits de memória e sintomas emocionais.

O Futuro da Pesquisa em MCP

O campo da MCP é um território emocionante para futuras investigações, especialmente com os avanços em neuroimagem e genética. A capacidade de observar o cérebro "em ação" e de identificar genes que podem contribuir para a variação individual na MCP abre novas portas para a compreensão deste fenômeno complexo. Tal pesquisa não só melhorará nossa compreensão da mente humana como também fornecerá estratégias mais eficazes para o tratamento de doenças neurológicas e psiquiátricas que afetam a MCP.

Memória de Longo Prazo.

A memória de longo prazo (MLP) é um dos componentes mais fascinantes e complexos do sistema de memória humano. Ao contrário da memória de curto prazo, que possui um limite de capacidade e duração, a MLP é quase ilimitada em ambos os aspectos. Ela é o repositório final onde nossas experiências, conhecimentos e habilidades são armazenados por períodos prolongados, às vezes por toda a vida. Vamos explorar as nuances deste sistema de armazenamento quase infinito, suas interações com outros sistemas cognitivos e as implicações médicas associadas.

Tipos de Memória de Longo Prazo

Primeiramente, é crucial distinguir entre os diversos

tipos de MLP. A MLP explícita ou declarativa envolve informações que podemos conscientemente acessar e verbalizar, como fatos ou eventos específicos. Esta, por sua vez, divide-se em memória episódica (experiências pessoais) e memória semântica (conhecimento geral). Há também a MLP implícita ou não declarativa, que abrange habilidades motoras e hábitos que executamos sem consciência consciente, como andar de bicicleta ou tocar um instrumento musical.

Mecanismos Neurais e MLP

No que diz respeito à neurobiologia, o hipocampo é frequentemente apontado como a região cerebral mais envolvida no armazenamento e recuperação da MLP. No entanto, esta é uma simplificação, já que a MLP também é produto de uma complexa rede neural distribuída. O córtex pré-frontal, o córtex entorrinal e várias outras áreas corticais e subcorticais também desempenham papéis cruciais. O fenômeno da "consolidação" é especialmente relevante aqui; inicialmente, o hipocampo age como uma espécie de intermediário, mas com o tempo, a MLP se torna cada vez mais independente do hipocampo e mais "incorporada" em redes neurais de longa duração.

MLP e Doenças

A compreensão das disfunções da MLP é vital no contexto médico. Por exemplo, a doença de Alzheimer é uma condição neurodegenerativa que afeta gravemente a MLP. Aqui, a perda de neurônios, especialmente no hipocampo, leva ao esquecimento e à incapacidade de formar novas memórias de longo prazo. Além disso, condições como a esquizofrenia podem afetar a MLP de maneiras mais sutis, muitas vezes interferindo no processo de recuperação de informações ou na formação de memórias associativas.

Relevância Prática

Em um sentido prático, entender como a MLP funciona pode ter aplicações terapêuticas e educacionais. Estratégias de ensino que otimizam a transferência de informações da memória de curto prazo para a de longo prazo são cruciais para o aprendizado eficaz. Além disso, a psicoterapia frequentemente utiliza técnicas que visam a acessar e modificar memórias de longo prazo, especialmente aquelas que estão na raiz de problemas emocionais ou comportamentais.

Portanto, a memória de longo prazo não é apenas um "armazém" passivo de informações, mas um sistema dinâmico, altamente integrado e crucial para quase todos os aspectos de nossa vida cotidiana, desde o desempenho acadêmico até a nossa saúde mental e bem-estar.

Formação e Manutenção da MLP

A formação da MLP não é um processo de mero "armazenamento". Em vez disso, envolve uma série de etapas que incluem codificação, consolidação e reconsolidação. A codificação é o primeiro passo, onde a informação é transformada em um formato que pode ser armazenado. Durante a consolidação, redes neurais específicas são fortalecidas para armazenar a memória. Interessantemente, cada vez que uma memória é acessada, ela pode passar por um processo de "reconsolidação", onde é atualizada ou modificada.

MLP e Emoções

O impacto das emoções na MLP é notável. Pesquisas mostram que experiências emocionais, sejam elas positivas ou negativas, são mais facilmente armazenadas e lembradas. Isso ocorre em parte devido à ativação da amígdala, uma região do cérebro intimamente ligada ao processamento emocional, que interage com o hipocampo na formação de memórias emocionais. É por isso que lembranças de eventos altamente emocionais, como um casamento ou um acidente, são frequentemente mais vívidas e duradouras.

MLP na Aprendizagem

No contexto educacional e acadêmico, entender a MLP é essencial para o desenvolvimento de métodos de ensino eficazes. Técnicas como o "espaçamento" e a "recuperação ativa" são projetadas para facilitar a transição da informação da memória de curto prazo para a MLP. No ensino médico, por exemplo, isso é crucial para a retenção de informações volumosas e complexas necessárias para o diagnóstico e o tratamento de doenças.

Desafios e Controvérsias

Finalmente, é importante reconhecer que ainda há muito a aprender sobre a MLP. Por exemplo, o debate continua sobre temas como a "morte celular" versus "plasticidade sináptica" como mecanismos de esquecimento. Além disso, o conceito de MLP "implícita" ainda é objeto de investigação e controvérsia, particularmente em relação à sua localização exata no cérebro e aos mecanismos subjacentes.

A memória de longo prazo é um campo de estudo fascinante, com implicações que vão desde o entendimento de nosso próprio senso de identidade até a forma como aprendemos e interagimos com o mundo ao nosso redor. As questões médicas que envolvem deficiências ou alterações na MLP são particularmente urgentes e estão na vanguarda da pesquisa em neurociência e psicologia.

Memória de trabalho e memória episódica

Cada um desses tipos de memória serve a um propósito distinto, e entender suas funções e interações pode oferecer uma visão mais abrangente sobre como o cérebro processa e retém informações.

Memória de Trabalho: O Espaço de Trabalho da Mente

A memória de trabalho é frequentemente descrita como um "espaço de trabalho cognitivo" onde informações temporárias são mantidas e manipuladas para tarefas cognitivas complexas, como aprendizagem, raciocínio e compreensão. Esta forma de memória está diretamente envolvida no processamento e manipulação da informação em vez de apenas no seu armazenamento. O modelo de memória de trabalho mais influente é o de Baddeley, que propõe um sistema composto por um "executivo central" e subsistemas auxiliares, como o "laço fonológico" para informações verbais e o "esboço visuoespacial" para informações espaciais.

Relevância Médica da Memória de Trabalho

A importância da memória de trabalho no contexto médico é múltipla. Médicos frequentemente têm que juntar diversas peças de informação para fazer um diagnóstico preciso ou planejar um tratamento. Os déficits de memória de trabalho podem ser indicativos de várias condições neurológicas e psiquiátricas, como Transtorno de Déficit de Atenção e Hiperatividade (TDAH), esquizofrenia e diversas formas de demência.

Memória Episódica: A Memória da Experiência

Por outro lado, a memória episódica é a forma de memória que nos permite recordar eventos específicos da nossa vida. Ela é temporalmente datada e contextualizada, o que significa que quando você se lembra de um evento, você também se lembra de quando e onde ele ocorreu. A memória episódica é fundamental para nossa identidade pessoal e nossa compreensão do mundo. Ela é altamente suscetível à influência emocional, o que é mediado pelo sistema límbico, particularmente pela amígdala e pelo hipocampo.

O Envelhecimento e a Memória Episódica

Conforme envelhecemos, a memória episódica tende a ser afetada, e a perda dessa forma de memória é um dos sintomas mais angustiantes de condições como a doença de Alzheimer. Isso não apenas compromete a qualidade de vida do indivíduo afetado, mas também tem implicações significativas para seus cuidadores e para o sistema de saúde como um todo.

Conexões entre Memória de Trabalho e Memória Episódica

Embora distintas, a memória de trabalho e a memória episódica estão intricadamente ligadas. A memória de trabalho é frequentemente necessária para codificar informações em memória episódica, enquanto recuperar informações da memória episódica muitas vezes requer a utilização da memória de trabalho. Em outras palavras, esses dois tipos de memória muitas vezes colaboram para permitir nosso funcionamento cognitivo geral.

Mecanismos Neurais da Memória de Trabalho

O córtex pré-frontal desempenha um papel crucial na memória de trabalho, funcionando como uma espécie de "maestro" que coordena várias regiões cerebrais. Estudos de imagens cerebrais mostram atividade robusta nesta área durante tarefas que exigem memória de trabalho. Além disso, pesquisas em modelos animais têm mostrado que neurônios individuais no córtex pré-frontal podem manter informações em sua "memória de curta duração" através do que é conhecido como atividade de disparo persistente.

Implicações Médicas da Memória de Trabalho

Do ponto de vista médico, entender os mecanismos neurais da memória de trabalho é fundamental para tratar condições que afetam a cognição. Por exemplo, medicamentos que afetam os neurotransmissores como a dopamina e a norepinefrina têm mostrado algum sucesso em melhorar a memória de trabalho em condições como TDAH. Além disso, terapias cognitivo-comportamentais que treinam a memória de trabalho têm mostrado resultados promissores.

Mecanismos Neurais da Memória Episódica

Em relação à memória episódica, o hipocampo é a estrela do show. Essa região do cérebro é crucial para a formação de novas memórias episódicas e está envolvida na recuperação dessas memórias ao longo do tempo. Estudos de pacientes com lesões no hipocampo, como o famoso caso de HM, forneceram insights inestimáveis sobre como esta região é fundamental para a memória episódica.

A Doença de Alzheimer e a Memória Episódica

Uma área onde a memória episódica se torna clinicamente relevante é no contexto da doença de Alzheimer, onde uma das primeiras queixas é frequentemente a perda de memória de eventos recentes. O entendimento dos mecanismos da memória episódica pode, portanto, oferecer caminhos para tratamentos mais eficazes ou intervenções preventivas para esta doença devastadora.

Interações entre Memória de Trabalho e Memória Episódica

Embora sejam distintas, a memória de trabalho e a memória episódica não operam isoladamente. Por exemplo, quando você encontra alguém em um evento social, pode precisar usar sua memória de trabalho para reter o nome e detalhes sobre a pessoa temporariamente. Posteriormente, essa informação pode ser transferida para a memória episódica se você julgar que é relevante ou importante o suficiente para ser lembrada a longo prazo.

Desta forma, as nossas memórias de trabalho e episódicas estão constantemente colaborando para criar nossa experiência cognitiva única e altamente adaptável. Compreender este complexo jogo entre diferentes tipos de memória não é apenas fascinante do ponto de vista científico, mas também tem implicações profundas para o tratamento de doenças e condições que afetam a memória.

Desenvolvimento da Memória de Trabalho e Memória Episódica ao Longo da Vida

A memória de trabalho parece se desenvolver até a idade adulta jovem e, em seguida, mostrar um declínio gradual. Estudos longitudinais mostram que a capacidade de memória de trabalho é um forte indicador do sucesso acadêmico. Esse fato salienta a importância de entender como essa forma de memória se desenvolve em crianças e adolescentes.

Em contraste, a memória episódica é um pouco mais resistente ao envelhecimento, mas é altamente suscetível a traumas e doenças. Por exemplo, idosos tendem a manter a capacidade de lembrar eventos significativos, mas podem experimentar lapsos em memórias episódicas recentes.

Estresse e Memória

O impacto do estresse na memória também é um tópico fascinante que cruza as barreiras da memória de trabalho e episódica. O estresse crônico tem sido mostrado para prejudicar a função do hipocampo, o que, por sua vez, pode comprometer a formação da memória episódica. Ao mesmo tempo, o estresse agudo pode ter um efeito quase "amplificador" na memória de trabalho, possivelmente uma resposta evolutiva para melhorar o foco e a atenção em situações de "lutar ou fugir".

Memória e Transtornos Psiquiátricos

No contexto clínico, é intrigante notar que transtornos psiquiátricos como depressão e esquizofrenia frequentemente apresentam déficits tanto na memória de trabalho quanto na memória episódica. Isso sugere que esses dois sistemas podem ser mais interligados do que se pensava anteriormente e que terapias que visam melhorar um podem ter efeitos colaterais benéficos no outro.

Terapias e Intervenções para Melhorar a Memória

A neurociência está em uma busca contínua para encontrar estratégias eficazes de melhorar a memória. Desde jogos de treinamento cerebral até intervenções farmacológicas e terapia genética, as possibilidades são vastas e a pesquisa é ativa. No entanto, muitas destas estratégias estão ainda em fases experimentais, e seu uso em aplicações clínicas regulares é limitado.

É evidente que a memória de trabalho e a memória episódica são componentes críticos do que torna a cognição humana única e flexível. Entender como essas formas de memória funcionam, como se desenvolvem e como podem ser otimizadas é fundamental para vários campos da ciência, da medicina à psicologia, e até mesmo à educação.

MECANISMOS NEURAIS DA MEMÓRIA

Redes Neuronais e Circuito do Hipocampo

A complexa rede de neurônios que compõe nosso cérebro é o substrato básico onde a memória é armazenada e processada. A região do hipocampo, uma pequena estrutura em forma de cavalo-marinho localizada nos lobos temporais, é talvez a área mais estudada em relação aos mecanismos neurais da memória. O papel do hipocampo na memória foi inicialmente revelado em estudos de caso com pacientes como Henry Molaison (anteriormente conhecido como paciente H.M.), que perdeu a habilidade de formar novas memórias após uma cirurgia cerebral que removeu parte de seu hipocampo. O que é ainda mais fascinante é que o hipocampo não age sozinho; ele faz parte de um circuito maior envolvendo outras regiões como o córtex entorrinal e amígdala, cada uma contribuindo para diferentes aspectos da memória.

Plasticidade Sináptica e Potenciação de Longo Prazo

No nível celular, um dos mecanismos mais bem compreendidos da memória é a plasticidade sináptica, em particular, a Potenciação de Longo Prazo (LTP). Esta é uma forma duradoura de aumento na eficácia de transmissão sináptica que ocorre quando duas células estão ativamente engajadas. Muitos estudos indicam que a LTP pode ser uma das bases biológicas do aprendizado e da memória. A compreensão desses mecanismos não apenas revela como as memórias são formadas, mas também abre o caminho para possíveis tratamentos de distúrbios de memória, como a doença de Alzheimer, onde os mecanismos normais de LTP estão comprometidos.

Neurotransmissores e Modulação

Outra dimensão nos mecanismos neurais da memória envolve os neurotransmissores e suas interações. Por exemplo, a acetilcolina é crucial para muitas funções cognitivas, incluindo a memória, e os déficits neste neurotransmissor são característicos na doença de Alzheimer. Os níveis de dopamina, outro neurotransmissor, também afetam a memória e o aprendizado, e as alterações em seus níveis estão associadas a doenças como o Transtorno de Déficit de Atenção e Hiperatividade (TDAH) e a esquizofrenia.

Genética e Epigenética da Memória

Além dos mecanismos celulares e moleculares, há também uma complexa interação entre os genes e o ambiente que modula a memória. Estudos recentes em epigenética mostram que as experiências podem deixar "marcas" no DNA que alteram a forma como os genes são expressos, e essas alterações podem ser hereditárias. O entendimento das interações genéticas e epigenéticas pode levar a tratamentos mais eficazes para distúrbios de memória e até mesmo melhorar a memória em indivíduos saudáveis.

A compreensão dos mecanismos neurais que fundamentam a memória não é apenas uma questão acadêmica; tem implicações práticas e clínicas vastas. Seja para entender como os traumas podem afetar a memória ou para desenvolver novos tratamentos para doenças neurodegenerativas, este campo de estudo é crucial para entender a complexidade da experiência humana.

Glutamato e Papel dos Receptores NMDA

Outra faceta profundamente intrigante dos mecanismos neurais da memória envolve o neurotransmissor glutamato e, mais especificamente, os receptores NMDA (N-Metil-D-Aspartato). Esses receptores têm uma importância singular no processo de LTP e, por extensão, na formação da memória. O funcionamento desses receptores é como um "interruptor molecular" que controla a entrada de íons de cálcio na célula, uma etapa fundamental para a consolidação da memória.

O envolvimento desses receptores NMDA tem implicações não apenas para o entendimento básico da neurobiologia da memória, mas também para o tratamento de condições como a depressão resistente a tratamentos, que tem sido alvo de terapias que envolvem modulação desses receptores.

Fatores Exógenos: Stress e Hormônios

O ambiente externo e os estados fisiológicos também têm um impacto significativo na memória. O cortisol, por exemplo, o "hormônio do stress," tem um efeito complexo na memória. Enquanto o stress agudo pode potencializar a memória, o stress crônico tem o efeito oposto, causando degeneração no hipocampo. Entender a relação entre hormônios e memória pode ser especialmente relevante para desordens como o Transtorno de Estresse Pós-Traumático (TEPT).

Envelhecimento e Memória

O envelhecimento é um fator natural que afeta a memória de forma significativa. Diversas mudanças ocorrem no cérebro à medida que envelhecemos, incluindo diminuição do volume do hipocampo e declínio na eficácia sináptica. Estudos mostram que a neuroplasticidade também é afetada pelo envelhecimento, o que torna o processo de formação de novas memórias mais desafiador. No entanto, pesquisas também indicam que cérebros mais velhos podem compensar essas perdas através de maior conectividade e uso de redes neurais alternativas.

Implicações Clínicas e Éticas

O estudo dos mecanismos neurais da memória tem aplicações diretas no tratamento de uma variedade de doenças neurológicas e psiquiátricas. Avanços na compreensão da base molecular e celular da memória podem, por exemplo, conduzir ao desenvolvimento de medicamentos mais eficazes para condições como Alzheimer, depressão e TEPT. Contudo, também surgem questões éticas importantes. À medida que adquirimos a capacidade de manipular a memória, questões sobre os limites éticos dessa manipulação tornam-se cada vez mais pertinentes.

Os mecanismos neurais subjacentes à memória são complexos, multifacetados e profundamente interconectados. Eles abrangem desde aspectos moleculares até influências ambientais e hormonais, e têm implicações diretas tanto na saúde como na doença. À medida que a ciência avança, nosso entendimento desses sistemas complexos se aprofunda, abrindo novas avenidas para tratamentos terapêuticos e, talvez mais provocativamente, questionando nossa compreensão fundamental do que significa lembrar.

Neurogênese e Memória

Até recentemente, acreditava-se que o número de neurônios em um cérebro adulto era fixo. No entanto, pesquisa em neurogênese — o nascimento de novos neurônios — revelou que certas áreas do cérebro, particularmente o hipocampo, continuam a gerar novas células nervosas ao longo da vida. Esta observação tem ramificações profundas para a nossa compreensão da memória. A neurogênese no hipocampo está correlacionada com melhorias em tarefas que requerem memória espacial e contextual. Interessantemente, a neurogênese pode ser modulada por fatores como exercício e stress, que também afetam a memória, criando um circuito de retroalimentação complexo.

Neurotransmissores e Cognição

A ação de neurotransmissores como a dopamina, serotonina e acetilcolina não só modula o humor e a sensação, mas também tem um papel importante na formação e recuperação da memória. Os desequilíbrios desses neurotransmissores estão muitas vezes ligados a distúrbios de memória. Por exemplo, uma queda nos níveis de acetilcolina é uma característica da doença de Alzheimer, enquanto os sistemas dopaminérgicos estão implicados na memória de trabalho e atenção.

Epigenética e Memória

A epigenética, o estudo de mudanças no genoma que não envolvem uma alteração na sequência de DNA subjacente, oferece um novo horizonte na compreensão da memória. Fatores epigenéticos como metilação do DNA e modificações de histonas podem ter um impacto significativo na forma como os genes relacionados à memória são expressos. Evidências sugerem que a memória a longo prazo pode envolver alterações epigenéticas que tornam a expressão de genes específicos mais eficiente ou ineficiente, permitindo que a célula responda de forma mais rápida a estímulos similares no futuro.

Os mecanismos neurais da memória são um campo de pesquisa extenso e interdisciplinar que ainda está em rápida evolução. Eles abrangem diversos níveis de complexidade, desde o molecular até o sistêmico, e envolvem uma série de processos dinâmicos que são influenciados por fatores internos e externos. A complexidade desse sistema faz com que o campo seja rico em oportunidades para pesquisa futura, não apenas para aumentar nosso entendimento básico da memória, mas também para o desenvolvimento de terapias inovadoras para desordens da memória e outras condições neurológicas.

TEORIAS DA ATENÇÃO

Atenção é uma das habilidades mais essenciais para a interação eficaz com o ambiente. É um domínio complexo que tem atraído intenso escrutínio científico, especialmente no campo da psicologia cognitiva e da neurociência. A atenção é muitas vezes vista como o guardião cognitivo que decide quais informações serão processadas em profundidade e quais serão ignoradas. O estudo da atenção é crucial não apenas para a compreensão do funcionamento normal do cérebro humano, mas também para o diagnóstico e tratamento de várias condições patológicas, como TDAH, distúrbios do espectro autista e demências.

O campo da atenção é diverso, englobando várias teorias que tentam explicar os diferentes aspectos deste fenômeno fascinante. De modelos focados na limitação de recursos até teorias que consideram a atenção como um mecanismo de seleção, cada uma oferece perspectivas únicas que ajudam a decifrar as complexidades da atenção humana. Esta introdução destina-se a fornecer uma visão geral abrangente das teorias da atenção, suas origens históricas, e como elas se relacionam com o funcionamento neural e o comportamento humano.

Historicamente, o estudo da atenção começou com introspecção e observações comportamentais. Pioneiros como William James ofereceram algumas das primeiras descrições sobre atenção. James descreveu a atenção como "a tomada de posse pela mente, de forma clara e vívida, de um entre o que parece ser vários objetos ou linhas simultaneamente possíveis de pensamento". Este retrato lançou as bases para futuras investigações sobre a natureza seletiva da atenção.

No século XX, o foco mudou para uma abordagem mais empírica e experimental. Os avanços na tecnologia, como a Ressonância Magnética Funcional (fMRI) e a Eletroencefalografia (EEG), permitiram que os cientistas investigassem a atividade neural associada à atenção. Essas tecnologias têm auxiliado na localização de redes neurais responsáveis pela atenção e como elas interagem com outros sistemas cognitivos.

Um dos primeiros modelos a ganhar reconhecimento foi o "Modelo de Filtro" proposto por Donald Broadbent em

1958. Broadbent sugeriu que a atenção funciona como um filtro que seleciona informações com base em determinadas características, como a localização espacial ou a frequência do som. Embora esse modelo tenha sido revolucionário, foi criticado por sua simplicidade e falta de flexibilidade.

Outras teorias como a do "Foco Atencional" ou do "Recrutamento de Recursos" introduziram mais complexidade, sugerindo que a atenção não é um fenômeno unitário, mas sim um conjunto de processos que podem ser controlados de forma flexível. Estes modelos foram particularmente úteis para explicar fenômenos como a atenção dividida, onde uma pessoa pode focar em múltiplas tarefas simultaneamente.

A atenção também é crucialmente relevante no contexto médico. A negligência unilateral, uma condição frequentemente vista após AVCs, oferece uma visão importante sobre como a atenção é controlada no cérebro. Da mesma forma, distúrbios como o TDAH destacam a importância da regulação atencional adequada para o funcionamento cognitivo e comportamental eficaz.

As teorias da atenção não são mutuamente exclusivas; em vez disso, muitas vezes oferecem diferentes ângulos sobre um fenômeno multifacetado. Com a integração de insights da psicologia cognitiva, neurociência e até mesmo da inteligência artificial, a pesquisa sobre atenção está continuamente avançando, proporcionando uma compreensão cada vez mais rica desse aspecto vital da cognição humana.

Agora que temos uma base sólida, vamos nos aprofundar em alguns dos modelos e teorias específicos que tentam explicar o fenômeno complexo que é a atenção. O próximo tópico abordará os "Modelos de Filtro e Recursos".

Modelos de Filtro e Recursos na Teoria da Atenção

Os Modelos de Filtro e de Recursos representam dois paradigmas significantes na teoria da atenção, cada um com sua própria ênfase sobre como a atenção é gerenciada pelo cérebro. Vamos explorar ambos em detalhe, examinando suas contribuições e limitações.

Modelos de Filtro

Os Modelos de Filtro, dos quais o mais famoso é o modelo de Donald Broadbent, focam na ideia de que a atenção age como um "filtro", permitindo que algumas informações passem enquanto bloqueia outras. Broadbent argumentava que o filtro atencional atua logo no início do processamento sensorial, o que significa que só as informações selecionadas são processadas posteriormente em termos de significado. A teoria foi uma tentativa pioneira de explicar fenômenos como o "efeito de *cocktail party*", onde você pode focar em uma única conversa em meio a um ambiente barulhento. No entanto, essa teoria foi criticada por sua rigidez, já que o modelo não contava com a possibilidade de mudanças flexíveis no foco atencional.

Modelos de Recursos

Diferentemente dos modelos de filtro, os Modelos de Recursos sugerem que a atenção é melhor compreendida como um "recurso" finito que pode ser alocado de diferentes maneiras. Isso implica em uma flexibilidade significativa; por exemplo, você poderia distribuir mais recursos atencionais para uma tarefa complicada e menos para uma tarefa mais simples. A ideia de "recursos limitados" explica o fenômeno do "custo atencional", que ocorre quando tentamos executar múltiplas tarefas que exigem muita atenção. Um exemplo médico poderia ser a dificuldade que pacientes com TDAH têm na alocação eficaz desses "recursos" atencionais, levando a problemas na execução de tarefas que exigem foco prolongado.

Os modelos de recursos também introduziram o conceito de "atenção dividida", que é especialmente relevante em nossa era multitarefa. Você pode estar ouvindo uma aula enquanto anota pontos importantes e ainda mantém uma aba do seu navegador aberta para pesquisas rápidas. Mas a questão é: a que custo? Estudos mostram que dividir a atenção frequentemente resulta em um desempenho menor em todas as tarefas envolvidas.

Estes modelos também têm implicações médicas importantes. Por exemplo, no tratamento de condições como o TDAH, a compreensão de como os recursos atencionais são alocados pode oferecer estratégias para melhorar o foco e a concentração. Além disso, estudos de neuroimagem têm começado a identificar as redes cerebrais específicas responsáveis pela alocação desses recursos, o que poderia potencialmente levar a abordagens terapêuticas mais direcionadas no futuro.

Enquanto os modelos de filtro nos deram uma primeira visão sobre como a seleção acontece no reino da atenção, os modelos de recursos expandiram essa visão para incluir a flexibilidade e a complexidade do processamento atencional. A integração desses modelos está na vanguarda da pesquisa atual em psicologia cognitiva e neurociência, prometendo novas percepções que abrangem desde o funcionamento cerebral até o comportamento humano e suas diversas patologias relacionadas à atenção.

Os modelos de Filtro e de Recursos oferecem uma compreensão da complexa natureza da atenção. Embora o modelo de Filtro tenha sido pioneiro em fornecer um mecanismo para a seleção atencional, ele foi criticado por sua rigidez e falta de flexibilidade. Por outro lado, os modelos de Recursos trouxeram uma perspectiva mais dinâmica, centrando-se na ideia de que a atenção é um recurso finito que pode ser flexivelmente alocado. Este último modelo tem particularmente implicações valiosas para o tratamento de condições médicas como o TDAH, onde o gerenciamento eficiente da atenção é fundamental.

A pesquisa contínua em ambas as abordagens, particularmente com o auxílio da neurociência moderna, promete expandir ainda mais nosso entendimento da atenção. Isso tem potencial para não apenas esclarecer os mecanismos neurais subjacentes, mas também para desenvolver tratamentos mais eficazes para uma gama de condições médicas relacionadas à atenção.

Com este entendimento, estudantes, clínicos e pesquisadores estão melhor equipados para abordar os desafios inerentes ao estudo e à aplicação da atenção, seja em ambientes acadêmicos, clínicos ou do dia-a-dia. O campo está repleto de oportunidades para descobertas inovadoras que podem ter um impacto significativo na qualidade de vida das pessoas.

CAPÍTULO 6: EMOÇÃO E MOTIVAÇÃO

Emoção e motivação são dois dos mais intrigantes e complexos aspectos do comportamento e da experiência humanas. Tão entrelaçados estão esses dois conceitos que frequentemente é difícil separá-los; no entanto, eles são distintos em suas funções e manifestações. As emoções, por um lado, atuam como um barômetro psicológico que reflete nossas reações instantâneas a eventos ou estímulos. São fenômenos que incluem respostas fisiológicas, como aumento da frequência cardíaca e liberação de hormônios, bem como componentes cognitivos e comportamentais.

A motivação, por outro lado, pode ser vista como a força motriz que nos empurra a agir de certas maneiras para atingir objetivos específicos. Ao contrário das emoções, que são frequentemente respostas a estímulos externos ou internos, a motivação é mais uma força interna que nos impulsiona. Ambas as emoções e a motivação desempenham papéis vitais em uma ampla gama de contextos, desde decisões de vida cotidiana até interações sociais e resoluções de problemas complexos.

Uma visão interessante é que as emoções podem atuar como catalisadores para a motivação. Por exemplo, uma pessoa pode sentir uma intensa emoção de medo que a motiva a fugir de um perigo iminente, ou uma sensação de alegria que a inspira a investir mais em um relacionamento ou atividade prazerosa. A conexão neurobiológica entre emoção e motivação é um campo de pesquisa em rápido desenvolvimento, com implicações significativas para a compreensão de condições como depressão, ansiedade e outros transtornos do humor.

No campo médico, a importância de compreender

as interações entre emoção e motivação não pode ser subestimada. Diversos distúrbios psiquiátricos, como a depressão maior e transtornos de ansiedade, apresentam componentes emocionais e motivacionais que são críticos para o diagnóstico e tratamento eficazes. Por exemplo, a anedonia, ou a incapacidade de sentir prazer, é um sintoma comum de depressão e está estreitamente relacionada com falhas nos sistemas neurais que regulam tanto a emoção quanto a motivação.

A ligação entre emoção e motivação também se manifesta de formas mais sutis no comportamento humano. Por exemplo, a emoção pode influenciar a tomada de decisão em cenários que vão desde escolhas de consumo até decisões médicas críticas. Compreender essas relações é crucial para os profissionais de saúde que buscam promover melhores resultados para seus pacientes, seja no tratamento de condições crônicas, seja na promoção de estilos de vida saudáveis.

Neste capítulo, exploraremos mais detalhadamente essas complexas interações, começando por examinar os sistemas neurais envolvidos nas emoções. Vamos descascar as diversas camadas da nossa compreensão atual sobre esses tópicos, desde a anatomia neural até as aplicações clínicas. O objetivo é fornecer uma visão abrangente que seja tanto acadêmica quanto acessível, permitindo um entendimento profundo desses tópicos cruciais que moldam tão profundamente a experiência humana.

Com esse panorama em mente, nos aprofundaremos nos sistemas neurais que desempenham um papel crucial na regulação das emoções, com o objetivo de fornecer insights que são tanto teoricamente robustos quanto clinicamente aplicáveis. Este é um campo de investigação de suma importância, especialmente para profissionais da área da saúde que lidam com uma gama de condições que possuem importantes componentes emocionais e motivacionais.

SISTEMAS NEURAIS ENVOLVIDOS NAS EMOÇÕES

O estudo do cérebro e suas relações com a emoção é um campo fascinante e complexo que combina aspectos da neurociência, psicologia e medicina. O cerne dessa intersecção é a busca para entender como os sistemas neurais no cérebro dão origem às experiências emocionais que todos nós vivenciamos. Historicamente, a amígdala tem sido apontada como o centro do processamento emocional no cérebro, especialmente quando se trata de emoções como o medo. No entanto, uma compreensão mais refinada sugere que a realidade é muito mais complexa e envolve várias regiões cerebrais, como o córtex pré-frontal e o sistema límbico, em uma rede intrincada de interações.

A amígdala é, de fato, um player crucial nesse sistema, atuando como uma espécie de "interruptor" que modula nossa resposta emocional a diferentes estímulos. No entanto, outros centros cerebrais também desempenham papéis importantes. O córtex pré-frontal ventromedial, por exemplo, é vital para a regulação emocional e a tomada de decisões baseada em emoções. Lesões nesta área podem resultar em uma incapacidade de sentir emoções apropriadas em contextos sociais, algo observado em casos de psicopatia.

No campo clínico, a pesquisa sobre a neurobiologia da emoção tem implicações profundas. Desordens como a depressão e a ansiedade são frequentemente o resultado de disfunções nos sistemas neurais que regulam as emoções. Por exemplo, pessoas com depressão muitas vezes mostram hiperatividade na amígdala, que está correlacionada com sintomas como tristeza crônica e anedonia (incapacidade de sentir prazer). O tratamento farmacológico que visa modular a atividade da amígdala e outras áreas associadas, como o uso de antidepressivos que afetam os neurotransmissores serotonina e noradrenalina, têm mostrado algum sucesso na mitigação desses sintomas.

A descoberta de que a oxitocina e outros peptídeos neuropeptídeos podem influenciar o comportamento social e as emoções é outra revolução recente na nossa compreensão da neurobiologia da emoção. Estas substâncias, liberadas pelo hipotálamo e outras partes do cérebro, têm mostrado afetar uma gama de comportamentos sociais em animais e humanos, desde a ligação mãe-filho até a empatia e a confiança entre os adultos.

Mas a relação entre os sistemas neurais e a emoção não é apenas unidirecional; as emoções também podem influenciar o estado dos sistemas neurais. É aqui que entra a neuroplasticidade, o fenômeno pelo qual o cérebro muda sua estrutura e função em resposta a experiências. A exposição prolongada ao estresse, por exemplo, pode levar a mudanças duradouras nas áreas do cérebro responsáveis pela regulação do humor e da resposta ao estresse, tornando o indivíduo mais suscetível a futuros episódios de depressão ou ansiedade.

A exploração dos sistemas neurais responsáveis pelas emoções nos leva a uma área muito debatida e misteriosa: a neuroquímica. É aqui que neurotransmissores como a serotonina, dopamina e noradrenalina desempenham papéis fundamentais. Além de servirem como mensageiros químicos que permitem a comunicação entre os neurônios, essas substâncias também têm o poder de influenciar nosso estado emocional de formas complexas e às vezes inesperadas.

O neurotransmissor dopamina, por exemplo, é conhecido por seu papel na regulação do prazer e da recompensa. Distúrbios em sua sinalização estão associados

com uma variedade de condições, desde a esquizofrenia até o vício em drogas. A serotonina, por outro lado, é frequentemente apontada como o "químico do bem-estar", mas sua real função é muito mais complexa. Níveis reduzidos de serotonina são notavelmente associados com estados de depressão e ansiedade, mas a relação é muito mais que uma mera causa e efeito; outras variáveis, como fatores genéticos e experiências de vida, também entram em jogo.

Esses neurotransmissores não atuam de forma isolada; eles fazem parte de um sistema complexo que envolve outros neurotransmissores, hormônios e células-alvo. É a interação desses diferentes componentes que resulta na gama de emoções que experimentamos. Novas descobertas na neurociência têm mostrado que até mesmo nossas bactérias intestinais podem desempenhar um papel na modulação das emoções, através do chamado "eixo intestino-cérebro".

O impacto dessas descobertas é imenso, especialmente no desenvolvimento de novas terapias para transtornos emocionais. A capacidade de modular a sinalização de neurotransmissores através de medicamentos oferece uma estratégia de tratamento promissora, mas não sem desafios. O uso de antidepressivos, por exemplo, é uma espada de dois gumes. Embora eficazes em muitos casos, também vêm com uma série de efeitos colaterais e questões relacionadas ao uso a longo prazo. Além disso, medicamentos como esses frequentemente requerem um período de ajuste, durante o qual os sintomas podem até piorar antes de melhorar.

Neste ponto, é evidente que a emoção é um fenômeno altamente complexo, mediado por múltiplos sistemas neurais e substâncias químicas. Não é surpreendente que falhas nesse sistema possam ter efeitos devastadores no bem-estar emocional de um indivíduo. Mas o que é talvez mais surpreendente é como nosso entendimento dos mecanismos subjacentes à emoção está evoluindo rapidamente, abrindo novas portas para tratamentos inovadores e estratégias de intervenção.

À medida que aprimoramos nosso entendimento sobre os sistemas neurais envolvidos nas emoções, um tópico de destaque que tem emergido é o papel das conexões cerebrais, conhecidas como circuitos neurais, na orquestração de experiências emocionais. Esses circuitos, longe de serem isolados, são complexas redes de neurônios interconectados que transmitem sinais entre diferentes regiões do cérebro. Imagine uma orquestra onde cada instrumento desempenha um papel singular, mas é a sinfonia completa que cria a experiência final.

Um dos circuitos emocionais mais estudados é o chamado "circuito do medo", que envolve uma série de áreas cerebrais incluindo a amígdala, o córtex pré-frontal e o hipocampo. Este circuito é crítico para a nossa capacidade de perceber ameaças e responder a elas de forma apropriada. Perturbações neste circuito são comuns em transtornos como o Transtorno de Estresse Pós-Traumático (TEPT), onde a capacidade de discriminar entre uma ameaça real e uma percepção errônea de perigo está comprometida.

O reconhecimento da importância dos circuitos emocionais abre novas avenidas para intervenções terapêuticas. Tratamentos como a Estimulação Magnética Transcraniana (EMT) e a Terapia por Estimulação Cerebral Profunda (ECP) têm como alvo circuitos neurais específicos para tratar condições como depressão e transtornos obsessivo-compulsivos. Estas intervenções, embora ainda em estágios iniciais de pesquisa, oferecem uma abordagem mais direcionada em comparação com os tratamentos farmacológicos tradicionais, que muitas vezes têm efeitos sistêmicos.

Esses avanços nos tratamentos são especialmente promissores à luz de nosso crescente entendimento sobre a plasticidade neural. Circuitos emocionais são notoriamente plásticos, significando que eles podem ser remodelados por experiências e intervenções. Isso oferece uma janela de oportunidade para tratamentos que não só aliviam sintomas, mas também podem reestruturar os sistemas neurais subjacentes de formas que promovam bem-estar emocional a longo prazo.

Ao chegarmos ao final deste percurso exploratório sobre os sistemas neurais e emoção, torna-se inevitável tocar na dimensão ética e filosófica dessa investigação. A capacidade de sondar e talvez até manipular os centros emocionais do cérebro levanta questões importantes sobre autonomia, identidade e o que significa ser humano. Ao mesmo tempo, o arsenal crescente de ferramentas neurocientíficas e tratamentos potenciais coloca um grande poder em nossas mãos. Como Peter Parker ouviu do Tio Ben: "Com grandes poderes vêm grandes responsabilidades."

Por exemplo, a possibilidade de "curar" certos estados emocionais através de intervenções cerebrais diretas pode parecer atraente, mas onde traçamos a linha entre tratamento e aprimoramento? Seria ético usar tais tecnologias para amplificar certas emoções em detrimento de outras? E qual seria o impacto de tal manipulação nas nossas relações sociais e na sociedade como um todo?

A neurociência da emoção não é apenas um campo técnico, mas também uma área rica em dilemas éticos e perguntas sem respostas fáceis. Ao mesmo tempo, oferece uma oportunidade sem precedentes para aliviar o sofrimento humano através de intervenções mais eficazes e direcionadas. Nesse contexto, a colaboração interdisciplinar entre neurocientistas, médicos, filósofos e outros profissionais é não apenas desejável, mas necessária.

À medida que continuamos a decifrar os mistérios do cérebro e das emoções, é crucial que abordemos essas questões com a seriedade e cuidado que merecem, guiados tanto pela curiosidade científica quanto pela responsabilidade ética. Este é um campo em rápido desenvolvimento, e cada nova descoberta traz consigo tanto potencial para avanços terapêuticos quanto para novas perguntas éticas. Como qualquer área da ciência, a investigação da neurobiologia da emoção é uma jornada, e estamos apenas começando a arranhar a superfície do que é possível.

Em síntese, os sistemas neurais que governam nossas emoções são de uma complexidade impressionante, e as implicações dessas descobertas para a medicina, ética e sociedade são enormes. A pesquisa nesta área promete não apenas mudar como entendemos a nós mesmos, mas também como abordamos o tratamento de uma variedade de condições emocionais e psicológicas. É uma época emocionante para estar envolvido neste campo, e o futuro é repleto de possibilidades tanto fascinantes quanto desafiadoras.

BASES NEURAIS DA MOTIVAÇÃO

HORMÔNIOS E NEUROTRANSMISSORES

Quando abordamos as bases neurais da motivação, é impossível não nos aprofundarmos no papel crucial dos hormônios e neurotransmissores. Essas substâncias químicas são como os mensageiros do cérebro, atuando como catalisadores que impulsionam ou freiam comportamentos, dependendo do contexto. Tomemos, por exemplo, a dopamina, frequentemente chamada de "molécula do prazer". A liberação de dopamina em certas vias neurais está profundamente ligada à sensação de recompensa e, portanto, à motivação para realizar ações que nos levam a essas recompensas. Contudo, a dopamina é uma faca de dois gumes: sua falta ou desequilíbrio está ligado a doenças como depressão e esquizofrenia.

Essa dualidade não é exclusiva da dopamina. O cortisol, um hormônio do estresse, exemplifica essa complexidade bioquímica. Em níveis moderados, o cortisol nos prepara para enfrentar desafios, aguçando nossos sentidos e nos deixando "alerta". Mas, quando em excesso, torna-se patológico, levando a estados de ansiedade crônica e até mesmo a danos cerebrais ao longo do tempo. Situações crônicas de estresse têm sido correlacionadas com o declínio na memória e funções cognitivas, além de predispor indivíduos a uma variedade de problemas de saúde, como doenças cardíacas.

Vejamos a serotonina, frequentemente associada à sensação de bem-estar e felicidade. Baixos níveis de serotonina estão correlacionados com estados de depressão, ansiedade e insônia. No entanto, o excesso de serotonina, como pode ocorrer com o uso inadequado de certos medicamentos, pode levar à síndrome serotoninérgica, um estado potencialmente fatal caracterizado por agitação, alucinações e alterações na pressão arterial.

A medicina tem feito progressos consideráveis no tratamento de desordens motivacionais e emocionais por meio da manipulação desses neurotransmissores. Antidepressivos como os inibidores seletivos da recaptação da serotonina (ISRS) têm demonstrado eficácia em tratar a depressão, ajustando os níveis de serotonina no cérebro. Análogos sintéticos de hormônios, como a prednisona, são usados para controlar a inflamação, mas também afetam os níveis de cortisol e podem alterar o estado emocional e motivacional do indivíduo.

Contudo, é fundamental reconhecer a complexidade dessas interações bioquímicas. Tratar desequilíbrios neuroquímicos não é tão simples quanto ajustar um termostato. As redes neuronais envolvidas são incrivelmente complexas e interconectadas, e ainda estamos aprendendo como elas se influenciam mutuamente. Além disso, fatores como genética, ambiente e experiências de vida também desempenham um papel significativo. Tudo isso nos leva a uma visão mais holística da motivação humana, onde a neuroquímica é apenas uma peça de um quebra-cabeça muito maior.

A interação entre hormônios e neurotransmissores é uma dança complexa que governa nosso estado emocional e motivação. Compreender essa complexidade é crucial não apenas para a ciência básica, mas também para o desenvolvimento de terapias mais eficazes e personalizadas. À medida que avançamos na decodificação desse complexo sistema bioquímico, as promessas e perigos inerentes tornam-se cada vez mais aparentes, exigindo uma abordagem cuidadosa e ética para sua manipulação e entendimento.

Passando do papel dos neurotransmissores para o universo hormonal, é essencial abordar alguns hormônios protagonistas na regulação do comportamento humano, como a ocitocina e a adrenalina. Ao contrário da ideia generalizada de que a ocitocina é apenas o "hormônio do amor", sua ação vai muito além de relações afetivas. Este hormônio é liberado tanto em situações de estresse quanto em momentos de ligação social, como no parto ou durante a amamentação. Sua atuação modula respostas emocionais complexas, e também foi apontada como fator importante em condições como o Transtorno do Espectro Autista (TEA). Pesquisas mostram que indivíduos com TEA têm níveis distintos de ocitocina, e intervenções que visam regular esses níveis mostraram algum sucesso em melhorar habilidades sociais.

A adrenalina, muitas vezes vista como o hormônio da "luta ou fuga", tem um papel crucial na motivação sob situações de estresse agudo. Quando enfrentamos um perigo imediato, o corpo libera adrenalina para preparar o sistema para uma resposta rápida, seja para confrontar a ameaça ou para fugir dela. Esse aumento temporário de adrenalina pode resultar em foco aguçado, uma das razões pelas quais algumas pessoas parecem performar melhor sob pressão. No entanto, é preciso entender que esse estado hiperativo induzido pela adrenalina não é sustentável a longo prazo e pode levar a problemas de saúde quando se torna crônico. Além disso, níveis elevados de adrenalina são associados a transtornos de ansiedade e ataques de pânico.

O papel dos hormônios sexuais, como a testosterona e o estrogênio, também não pode ser ignorado quando falamos de motivação. Enquanto a testosterona é frequentemente associada à agressividade e à busca de status, ela também está implicada em comportamentos mais sutis, como a competição e a tomada de riscos calculados. O estrogênio, por outro lado, tem um papel complexo e ainda não totalmente compreendido na regulação do humor e do comportamento social. Alterações nos níveis de estrogênio durante o ciclo menstrual, por exemplo, têm sido associadas a variações no humor e na capacidade cognitiva, mas essas relações são multifatoriais e sujeitas a influências ambientais e genéticas.

Um ponto crítico que precisa ser abordado é o impacto de transtornos hormonais na motivação e emoção. Condições como a síndrome dos ovários policísticos (SOP), que afeta os níveis de testosterona e estrogênio, têm sido vinculadas a desequilíbrios emocionais e comportamentais. Da mesma forma, distúrbios da tireoide, que afetam a liberação dos hormônios tireoidianos, podem levar a sintomas que variam desde apatia e falta de motivação até estados agitados e ansiosos.

Concluindo, a orquestração desses hormônios e neurotransmissores é um sistema delicado e intrincado que necessita de equilíbrio para funcionar corretamente. Com a medicina avançando em direção a terapias mais personalizadas, há uma necessidade urgente de desenvolver métodos de diagnóstico mais precisos e tratamentos mais eficazes. Um dos campos mais promissores é o da medicina de precisão, que se baseia em dados genéticos para oferecer tratamentos individualizados. Nesse sentido, o entendimento das bases neurais da motivação e dos hormônios e neurotransmissores envolvidos é de vital importância tanto para o avanço científico quanto para o tratamento eficaz de diversas patologias.

É relevante abordar a interação sinérgica entre neurotransmissores e hormônios. Tal interação não é apenas uma via de mão dupla, mas uma rede complexa de sinais bioquímicos que se modulam mutuamente. Tome, por exemplo, a relação entre a serotonina e o cortisol. A serotonina, frequentemente apelidada de "hormônio da felicidade", desempenha um papel crucial na regulação do humor, enquanto o cortisol é conhecido como o "hormônio do estresse". Em situações de estresse crônico, os níveis elevados de cortisol podem deprimir a síntese de serotonina, levando a estados depressivos ou de ansiedade. Este exemplo ilustra como desequilíbrios em um sistema podem ter repercussões em cascata em outros sistemas, formando um ciclo vicioso difícil de romper.

A dopamina também entra em cena quando falamos de motivação, especialmente em relação ao sistema de recompensa do cérebro. Níveis elevados de dopamina estão frequentemente associados a sensações de prazer e satisfação, mas também podem ser perigosos. Pense em condições como a dependência de substâncias, onde a busca por elevações dopaminérgicas pode levar a comportamentos autodestrutivos. Além disso, certos transtornos, como a esquizofrenia e o TDAH (Transtorno de Déficit de Atenção e Hiperatividade), apresentam disfunções no sistema dopaminérgico, que podem se manifestar tanto na cognição quanto na motivação.

E que dizer dos peptídeos, como as endorfinas? Estes atuam como neurotransmissores, mas também têm propriedades hormonais. As endorfinas são muitas vezes liberadas em resposta a estímulos dolorosos ou estressantes, funcionando como analgésicos naturais. Elas também são liberadas durante o exercício físico, o que pode explicar o fenômeno conhecido como "euforia do corredor". Este estado eufórico é mais um exemplo de como os sistemas neural e hormonal trabalham juntos para regular nosso estado emocional e comportamento. Distúrbios neste sistema podem ser responsáveis por estados crônicos de dor ou distúrbios de humor, como a depressão.

Outro aspecto fascinante é a influência da alimentação nos nossos estados emocionais e de motivação. Hormônios como a insulina e o glucagon são fundamentais para a regulação dos níveis de glicose no sangue. Níveis inadequados de glicose podem afetar diretamente nossa capacidade de foco e motivação. É aqui que entra o conceito de "fome emocional", onde estados emocionais alteram nosso comportamento alimentar e vice-versa.

Portanto, entender as bases neurais da motivação não é apenas uma questão acadêmica, mas uma necessidade prática e clínica. A interação complexa entre neurotransmissores, hormônios e outros fatores bioquímicos dá uma nova dimensão à nossa compreensão da motivação humana. No âmbito clínico, essa compreensão pode ser crucial para o desenvolvimento de tratamentos mais eficazes para uma ampla variedade de distúrbios emocionais e comportamentais. O advento de técnicas como a optogenética, que permite a manipulação precisa de circuitos neurais, oferece oportunidades emocionantes para avanços terapêuticos futuros.

Agora que já exploramos o interjogo entre neurotransmissores e hormônios, vale a pena mergulhar na estrutura neural que governa essas complexas interações: o sistema límbico. Este sistema engloba várias estruturas cerebrais, incluindo o hipocampo, amígdala e hipotálamo, que trabalham em conjunto para regular nossas emoções e impulsos motivacionais. E é aqui que entra um dos tópicos mais intrigantes em neurociência: a neuroplasticidade.

A neuroplasticidade, que é a capacidade do cérebro de remodelar suas conexões em resposta a novas experiências ou ao aprendizado, tem implicações profundas para nossa compreensão da motivação e da emoção. Estudos em animais e seres humanos demonstraram que experiências emocionais intensas, tanto positivas quanto negativas, podem induzir mudanças plásticas duradouras em várias regiões cerebrais. Em termos clínicos, isso abre a porta para intervenções terapêuticas inovadoras, como a reconsolidação da memória para tratar o Transtorno de Estresse Pós-Traumático (TEPT).

Os hormônios também desempenham um papel chave na modulação da neuroplasticidade. O Hormônio do Crescimento (GH), por exemplo, é conhecido por facilitar a plasticidade sináptica no hipocampo, uma região do cérebro crucial para a aprendizagem e a memória. Essa plasticidade, por sua vez, pode ter implicações diretas na motivação para aprender, tornando o ambiente mais ou menos propício para o engajamento em atividades cognitivamente desafiadoras.

E falando em desafios, o estresse é uma faceta da vida que inevitavelmente confrontamos. O impacto do estresse no sistema endócrino é bem documentado, com hormônios como o cortisol desempenhando um papel significativo. O que é menos conhecido é como essas alterações hormonais interagem com os neurotransmissores para influenciar nossa motivação. Em um estado de estresse crônico, por exemplo, a produção de dopamina pode ser suprimida, levando a sintomas de anedonia, uma incapacidade de sentir prazer, que é frequentemente um marcador de depressão clínica.

No contexto das doenças, a relação entre as bases neurais da motivação e os distúrbios mentais se torna ainda mais interessante. Distúrbios como depressão, ansiedade e TEPT não são apenas alterações de estado emocional, mas também são caracterizados por disfunções significativas nos sistemas de recompensa e motivação. O uso de técnicas de neuroimagem funcional tem permitido que os pesquisadores identifiquem anomalias específicas nos padrões de ativação cerebral associados com essas condições. Tais insights são fundamentais para o desenvolvimento de tratamentos farmacológicos e psicoterapêuticos mais eficazes.

Outro ângulo fascinante da investigação moderna sobre as bases neurais da motivação está no domínio da psicologia evolucionista. Aqui, questões são levantadas sobre como nossas necessidades e desejos primitivos influenciam nosso comportamento moderno. O circuito de recompensa, por exemplo, evoluiu para nos motivar a buscar alimentos e parceiros, mas no mundo atual, esses mecanismos podem ser sequestrados por estímulos artificiais, como drogas ou comida não saudável, gerando problemas como a obesidade e a dependência.

As bases neurais da motivação são um campo de estudo extremamente vasto e interdisciplinar que está longe de ser completamente entendido. No entanto, os avanços nas técnicas de neuroimagem, na genética comportamental e na neurofarmacologia estão abrindo novos horizontes para a compreensão e tratamento de uma série de distúrbios psicológicos e neurológicos. Estes avanços têm o potencial de revolucionar não apenas a medicina, mas também nossa compreensão sobre o que nos faz humanos, desde nossos instintos mais básicos até as complexas interações sociais e emocionais que definem nossas vidas.

Como você pode ver, o campo das bases neurais da motivação é fascinante e complexo, com inúmeras vias para exploração e pesquisa futura. Estes mecanismos não estão isolados em uma única parte do cérebro ou são controlados por um único tipo de neurotransmissor ou hormônio; eles são parte de uma rede intricada que é influenciada por uma variedade de fatores, tanto internos quanto externos.

Isso nos leva a um tema ainda mais complexo: a relação entre motivação e cognição. Cada vez mais, estudos estão mostrando que não podemos entender totalmente a motivação sem considerar a cognição. Ações motivadas muitas vezes requerem planejamento, avaliação de riscos e benefícios, e capacidade de adiar a gratificação, todos os quais são processos cognitivos. Pesquisas em condições como o Transtorno de Déficit de Atenção e Hiperatividade (TDAH) estão começando a lançar luz sobre como as deficiências em certos processos cognitivos podem levar a problemas de motivação, e vice-versa.

No contexto clínico, isso sugere que uma abordagem mais integrada para o tratamento de distúrbios da motivação pode ser necessária. Isso poderia incluir, por exemplo, terapia cognitivo-comportamental para tratar os componentes cognitivos de um distúrbio motivacional, combinada com medicação para abordar qualquer desequilíbrio químico subjacente. Também nos faz pensar sobre como as políticas públicas podem ser projetadas para ajudar as pessoas a fazer escolhas mais saudáveis, alinhando os incentivos de forma mais eficaz com nossos sistemas de recompensa cerebral.

Finalmente, o tópico da interação entre motivação e emoção nos leva diretamente para as questões mais amplas da condição humana. Como nossas necessidades e desejos formam e são formados por nossa cultura, sociedade e mesmo nossa biologia? Essas são questões que filósofos, psicólogos, neurocientistas e outros estão apenas começando a abordar em profundidade, e a pesquisa futura nesta área promete ser tanto desafiadora quanto gratificante.

Muitas vezes, quando pensamos em motivação, é fácil pensar em um único "interruptor" no cérebro que precisa ser ativado. No entanto, essa visão simplista ignora o fato de que múltiplas regiões cerebrais, cada uma com suas próprias especialidades e limitações, devem trabalhar em conjunto para gerar um comportamento motivado. A coordenação entre o córtex pré-frontal, responsável pelo raciocínio de alto nível e controle inibitório, e regiões mais primitivas como o sistema límbico, é crucial. Desalinhamentos nessa coordenação podem levar a uma série de condições patológicas, como a compulsão alimentar ou a dependência química.

Além disso, o cérebro não opera em um vácuo. Ele é constantemente influenciado pelo ambiente, pelas relações sociais e, crucialmente, pelas flutuações nos níveis de diversos neurotransmissores e hormônios. Pense no cortisol, frequentemente chamado de "hormônio do estresse". Altos níveis de cortisol podem deprimir a motivação, levando a estados de apatia ou desesperança. Por outro lado, hormônios como a dopamina e a serotonina podem potencializar a motivação, tornando as tarefas que antes pareciam árduas mais atraentes.

Uma vez que a relação hormonal e química do

corpo com o cérebro é melhor compreendida, o campo da neuromotivação pode proporcionar insights sobre uma ampla gama de distúrbios, desde a depressão e a ansiedade até condições mais específicas, como os transtornos alimentares. Por exemplo, o papel da leptina, o hormônio da saciedade, e da grelina, o hormônio da fome, oferece um caso de estudo fascinante de como hormônios podem influenciar nossa motivação para comer, ou deixar de comer, e como isso pode sair do controle em condições como a anorexia ou a bulimia.

Portanto, ao estudar as bases neurais da motivação, o que estamos realmente fazendo é tentar entender a orquestra complexa de influências que direcionam nosso comportamento. Da neuroquímica ao funcionamento do córtex, de nossas relações sociais à nossa educação e experiências de vida, todos desempenham um papel. O desafio para os cientistas e médicos é descobrir como todos esses fatores se encaixam e interagem, para que possamos começar a entender como otimizar a motivação humana de uma forma que leve a resultados mais saudáveis e produtivos.

INTERCONEXÃO ENTRE EMOÇÃO E COGNIÇÃO

MODELO DE PROCESSAMENTO DUAL

Certamente, a interconexão entre emoção e cognição é uma área fascinante de estudo que desafia muitas suposições tradicionais sobre o funcionamento da mente humana. Por muitos anos, acreditou-se que o racional e o emocional operavam de forma relativamente isolada um do outro. No entanto, pesquisas recentes sugerem que esses dois sistemas estão profundamente entrelaçados e que a interação entre eles pode ser explicada, em parte, pelo modelo de processamento dual.

O modelo de processamento dual postula que

a mente humana possui dois sistemas de pensamento diferentes, frequentemente denominados Sistema 1 e Sistema 2. O Sistema 1 é rápido, instintivo e emocional, enquanto o Sistema 2 é mais lento, deliberativo e lógico. Embora essas categorizações possam parecer simplistas, elas fornecem uma estrutura útil para entender como a emoção e a cognição estão entrelaçadas. Vários processos cognitivos, como a tomada de decisão, são altamente influenciados por estados emocionais. Por exemplo, estudos têm mostrado que pessoas sob stress extremo frequentemente fazem escolhas irracionais porque seu Sistema 1 emocional toma o controle e limita a capacidade do Sistema 2 de processar informações de forma lógica.

Isso tem implicações significativas para entender uma série de condições patológicas. Tomemos o exemplo da ansiedade. Em um estado de ansiedade elevada, o sistema emocional (Sistema 1) pode prejudicar a eficácia do sistema cognitivo (Sistema 2) de tal forma que tarefas simples se tornam árduas. Isso porque o cérebro está consumindo recursos para lidar com a ameaça percebida, real ou imaginária, fazendo com que menos recursos estejam disponíveis para o raciocínio lógico. Assim, entender o jogo entre esses dois sistemas pode fornecer insights sobre como tratar ou gerenciar transtornos de ansiedade.

Além disso, essa interconexão não é unidirecional; a cognição também pode influenciar a emoção. Por exemplo, a terapia cognitivo-comportamental (TCC) baseia-se na ideia de que mudar padrões de pensamento (cognição) pode levar a mudanças em estados emocionais. Da mesma forma, condições como a depressão podem ser tratadas ajustando-se o equilíbrio entre esses sistemas. Quando alguém está deprimido, a visão negativa do mundo (um produto da cognição) pode alimentar estados emocionais negativos. Intervenções que ajudam a reformular essas cognições podem, portanto, ter um efeito positivo nas emoções e, por extensão, no bem-estar geral do indivíduo.

A interação entre emoção e cognição é ainda mais complicada quando consideramos que ela não é estática, mas sim dinâmica. Fatores como fadiga, fome e até mesmo flutuações hormonais podem alterar a forma como esses dois sistemas interagem. A presença de certos neurotransmissores pode predispor um indivíduo a confiar mais em seu sistema emocional em detrimento do sistema cognitivo, ou vice-versa. Além disso, a prevalência de transtornos de humor e outros problemas de saúde mental em indivíduos com condições neurodegenerativas, como Alzheimer, demonstra que a integridade do tecido cerebral é crucial para manter um equilíbrio saudável entre emoção e cognição.

Dada a importância dessa interconexão, é crucial que mais pesquisas sejam feitas para entender como esses sistemas interagem em diferentes contextos e condições. Ao fazer isso, podemos desenvolver terapias mais eficazes e intervenções para ajudar pessoas que lutam com uma variedade de distúrbios psicológicos e neurológicos.

Excelente, então vamos prosseguir com a exploração desta intersecção fascinante entre emoção e cognição. Um aspecto particularmente intrigante dessa interação é a forma como ela influencia a tomada de decisões. Já foi estabelecido que nosso estado emocional pode ter um impacto significativo em como decidimos sobre questões que vão desde escolhas triviais, como o que comer no café da manhã, até decisões de vida ou morte, como a realização de uma cirurgia arriscada. Este fenômeno foi bem ilustrado por pesquisas envolvendo jogos de azar controlados, onde os participantes demonstraram ser mais impulsivos e propensos ao risco quando influenciados por estados emocionais intensos.

Mas o que é ainda mais impressionante é que

esta ligação entre emoção e decisão não é apenas uma relação acidental; ela é um produto de evolução. O sistema límbico, responsável pelo processamento emocional, é uma das estruturas mais antigas do cérebro humano e está intrinsecamente ligado a centros de decisão no córtex pré-frontal. Essa arquitetura cerebral sugere que a emoção tem desempenhado um papel crítico na sobrevivência humana, guiando decisões que poderiam ter consequências imediatas e talvez até fatais. É como se o cérebro humano fosse "programado" para levar em conta o estado emocional ao tomar decisões.

E essa interconexão vai mais longe. Se considerarmos doenças como o transtorno do déficit de atenção e hiperatividade (TDAH) ou o transtorno bipolar, observamos desregulações tanto na capacidade de atenção quanto no controle emocional. No TDAH, por exemplo, a impulsividade pode ser resultado de uma coordenação inadequada entre os sistemas emocional e cognitivo. Isso, por sua vez, pode levar a decisões mal ponderadas que têm impactos significativos na vida de um indivíduo.

Este elo entre emoção e cognição não é apenas relevante para a psicologia e a medicina; ele também tem implicações práticas em áreas como economia comportamental e inteligência artificial. Compreender como as emoções influenciam o julgamento e a tomada de decisões pode oferecer insights sobre como os consumidores tomam decisões de compra ou como os *traders* do mercado financeiro fazem suas apostas. Além disso, esse entendimento pode informar o desenvolvimento de IA emocionalmente inteligente que pode interpretar e responder a sinais emocionais humanos de forma eficaz.

O modelo de processamento dual sugere que, enquanto a cognição governa o raciocínio lógico e a resolução de problemas, a emoção age como uma espécie de filtro, enfatizando informações que são percebidas como mais relevantes ou significativas. Esta interação tem implicações profundas para a forma como as informações são codificadas e armazenadas na memória.

Estudos neurocientíficos têm mostrado que emoções fortes, especialmente aquelas que são percebidas como ameaçadoras ou de alta valência, como o medo ou a alegria intensa, podem facilitar a codificação e a retenção de memórias. Isso ocorre por meio de uma estrutura cerebral conhecida como amígdala, que interage com o hipocampo, o centro principal de aprendizagem e memória. Em um estado emocional elevado, a amígdala se torna mais ativa e facilita a transferência de informações do curto prazo para a memória de longo prazo. Essa ligação tem implicações diretas para o entendimento de condições como o transtorno de estresse pós-traumático (TEPT), onde a incapacidade de esquecer um evento traumático pode ser tanto debilitante quanto angustiante.

Além do TEPT, esta interconexão entre emoção e cognição pode lançar luz sobre outras condições psiquiátricas, como a depressão e a ansiedade. Em ambos os casos, a função cognitiva muitas vezes se encontra comprometida, em parte devido à interferência de estados emocionais disfuncionais. Por exemplo, o pensamento obsessivo em casos de ansiedade generalizada pode ser visto como um exemplo de um ciclo de feedback negativo entre os sistemas emocional e cognitivo. A preocupação contínua alimenta a ansiedade, o que por sua vez reduz a capacidade de atenção e a eficácia da resolução de problemas.

Mas a interação entre emoção e cognição não é apenas um desafio; ela também apresenta oportunidades terapêuticas. Terapias cognitivo-comportamentais, por exemplo, muitas vezes empregam técnicas que tentam quebrar esse ciclo de feedback negativo, ensinando aos indivíduos como reconhecer e reestruturar pensamentos disfuncionais. Ao fazer isso, eles podem aprender a gerenciar melhor suas emoções, o que por sua vez pode melhorar a função cognitiva.

E por último, mas não menos importante, esta interconexão também pode ter um impacto significativo em configurações educacionais. Professores e educadores estão cada vez mais reconhecendo o valor de uma "educação emocional", onde o foco não está apenas no desenvolvimento cognitivo, mas também na gestão eficaz das emoções. A ideia aqui é que o aprendizado é mais eficaz quando os alunos estão emocionalmente engajados, uma visão que é suportada por pesquisas em neurociência e psicologia educacional.

Em súmula, a interconexão entre emoção e cognição é uma área rica para pesquisa e aplicação, oferecendo uma janela única para entender a complexidade da mente humana e o espectro de condições de saúde mental que afetam tantos de nós.

CAPÍTULO 7: APRENDIZADO E PLASTICIDADE

Este capítulo nos leva a uma fascinante viagem pelo território da aprendizagem e da plasticidade cerebral, conceitos que estão intimamente entrelaçados e que têm o potencial de redefinir a nossa compreensão sobre o cérebro e suas capacidades. Estudar esses temas é como explorar o próprio tecido da mente humana, o complexo caldeirão de conexões neuronais que nos tornam quem somos e determinam nossa habilidade de adaptar, evoluir e, finalmente, entender o mundo que nos rodeia.

O conceito de aprendizagem é frequentemente abordado de uma perspectiva behaviorista, concentrando-se em como estímulos externos podem modificar o comportamento através de reforço ou punição. No entanto, isso é apenas a ponta do iceberg. A aprendizagem é um processo muito mais intricado que envolve não apenas os aspectos comportamentais, mas também uma série de transformações e adaptações neurais. Ao aprendermos algo novo, nossa estrutura cerebral muda de forma a acomodar essas novas informações, criando novas conexões e, em alguns casos, desfazendo antigas.

Por outro lado, a plasticidade cerebral é o mecanismo que torna essa adaptação possível. Ela se refere à capacidade do cérebro de se reorganizar em resposta a novas informações ou experiências, uma característica que é especialmente evidente durante os estágios de desenvolvimento inicial, mas que persiste, de formas mais sutis, ao longo da vida adulta. É a plasticidade que permite que uma pessoa se recupere de uma lesão cerebral, que viabiliza a reabilitação e que permite que aprendamos novas habilidades, independentemente da idade.

Vale mencionar aqui que a plasticidade cerebral tem sido objeto de numerosos estudos em condições neurológicas e psiquiátricas, incluindo a recuperação de acidente vascular cerebral (AVC), reabilitação em casos de lesão cerebral traumática, e tratamento de transtornos como a depressão e o transtorno do espectro autista. A possibilidade de "remodelar" o cérebro através de experiências direcionadas ou intervenções farmacológicas oferece um novo horizonte de tratamentos que vão além dos paradigmas tradicionais.

No que diz respeito à aprendizagem, um aspecto que merece especial atenção é como ela é afetada por outros processos cognitivos e emocionais. A aprendizagem é uma via de mão dupla entre emoção e cognição, em que ambas desempenham papéis significativos na modulação da eficácia da aprendizagem. Diversas áreas do cérebro, como o córtex pré-frontal, a amígdala e o hipocampo, estão envolvidas nesse intricado processo, e a compreensão dessas interações pode fornecer insights valiosos para a educação e para o tratamento de várias condições médicas.

O estudo da aprendizagem e da plasticidade também levanta questões fascinantes sobre a natureza da inteligência e do talento. São essas características inatas, ou podem ser desenvolvidas e aprimoradas ao longo do tempo? A pesquisa atual sugere que é uma combinação dos dois, e que a capacidade do cérebro de se adaptar e aprender é uma parte crucial dessa equação.

Neste capítulo, exploraremos todos esses tópicos em detalhes, com ênfase tanto nas descobertas científicas atuais quanto nas suas aplicações práticas. Vamos discutir como a aprendizagem e a plasticidade se manifestam ao longo do ciclo de vida, como esses processos podem ser influenciados por fatores como estresse, emoção e ambiente social, e como essas descobertas estão sendo aplicadas em campos tão diversos quanto a educação, a reabilitação neurológica e a psicoterapia.

Ao final deste capítulo, esperamos que o leitor tenha um entendimento mais profundo e apreciativo da incrível capacidade do cérebro humano de se adaptar e aprender, e das infinitas possibilidades que isso oferece para nosso crescimento, cura e autoconhecimento.

TIPOS DE APRENDIZADO: CONDICIONAMENTO, HABITUAÇÃO E APRENDIZADO SOCIAL

Condicionamento: O Cérebro Comportamentalista

O condicionamento é um pilar no estudo da aprendizagem e é tipicamente associado a nomes como Pavlov e Skinner. Ivan Pavlov, por meio de seus experimentos clássicos com cães, demonstrou como os estímulos neutros poderiam se tornar condicionados a evocar uma resposta particular. O "condicionamento clássico" é um processo em que um estímulo inicialmente neutro (como o som de um sino) é pareado com um estímulo que já evoca uma resposta (como comida, que faz um cão salivar). Com o tempo, o estímulo neutro por si só passa a evocar a resposta, sem a necessidade do estímulo original (comida).

Em uma vertente similar, B.F. Skinner explorou o "condicionamento operante," em que o comportamento é fortalecido ou enfraquecido com base nas consequências que se seguem. Imagine ratos em uma caixa de Skinner: ao pressionar um alavanca, eles recebem comida. Rapidamente, aprendem a associar a ação com a recompensa e continuam a pressionar a alavanca. Skinner demonstrou que o comportamento pode ser modificado tanto por reforços positivos (como recompensas) quanto por negativos (como punições).

Dentro do espectro médico, os princípios do condicionamento têm implicações na terapia comportamental, particularmente no tratamento de fobias. As técnicas de "dessensibilização sistemática," por exemplo, são fundamentadas em princípios de condicionamento para reduzir respostas de ansiedade. A extensão do condicionamento ao campo da medicina comportamental é um testemunho da versatilidade e aplicabilidade dessa forma de aprendizagem.

Habituação: A Aprendizagem Através da Familiaridade

A habituação pode parecer menos glamorosa em comparação com o condicionamento, mas é uma forma fundamental de aprendizagem que ocorre em uma ampla gama de espécies. Simplesmente definido, habituação é o processo pelo qual a resposta a um estímulo repetitivo ou contínuo diminui ao longo do tempo. Por exemplo, se você muda para um apartamento perto de uma estrada movimentada, o ruído do tráfego pode inicialmente ser perturbador, mas, com o tempo, você "se acostuma" e a intensidade da sua resposta diminui.

A habituação é extremamente relevante na compreensão de uma variedade de condições neurológicas e psicológicas. Em pacientes com Transtorno do Estresse Pós-Traumático (TEPT), por exemplo, a falta de habituação a estímulos que evocam memórias traumáticas pode ser um elemento-chave na perpetuação dos sintomas. A habituação é, portanto, uma área de estudo em potencial para intervenções terapêuticas em uma série de condições médicas.

Aprendizado Social: O Efeito Espelho

O aprendizado social se destaca como um fenômeno que é particularmente proeminente em seres humanos e outros animais sociais. Através da observação, imitação e modelagem, aprendemos uma variedade de comportamentos e adquirimos novas habilidades. Este tipo de aprendizagem é altamente sofisticado, envolvendo não apenas o sistema de neurônios-espelho, que nos permite "espelhar" as ações dos outros, mas também áreas cognitivas superiores que nos permitem entender intenções, motivos e consequências.

Esta forma de aprendizagem tem significativas implicações clínicas. Por exemplo, em condições como o Transtorno do Espectro Autista, o aprendizado social frequentemente está comprometido, levando a dificuldades em compreender normas sociais e emoções. Além disso, o aprendizado social também tem sido implicado em comportamentos de vício e na propagação de hábitos saudáveis e não saudáveis dentro de comunidades.

Conclusão: A Tapeçaria da Aprendizagem

Ao estudar o condicionamento, a habituação e o aprendizado social, percebemos que a aprendizagem é uma tapeçaria complexa de processos interconectados, cada um com seu próprio conjunto de regras, mecanismos e implicações clínicas. Compreender a aprendizagem em sua totalidade requer uma abordagem multidisciplinar que cruze as fronteiras entre psicologia, neurociência e medicina. Essas formas de aprendizagem não apenas modelam nossa compreensão do mundo, mas também oferecem janelas para o tratamento de uma gama de condições, desde fobias e TEPT até transtornos do espectro autista e vícios.

Ao unir esses fios, formamos um quadro mais completo não apenas de como aprendemos, mas de como essa aprendizagem pode ser adaptada, modificada e, em alguns casos, patologicamente distorcida. Estes *insights* não apenas expandem nossa compreensão fundamental do cérebro humano, mas também abrem caminhos para novas e mais eficazes intervenções terapêuticas.

MECANISMOS DE PLASTICIDADE SINÁPTICA

Potenciação a Longo Prazo: O Pilar da Aprendizagem e Memória

O conceito de plasticidade sináptica refere-se à capacidade de sinapses nervosas em se modificar de acordo com a sua atividade. Um dos mais estudados mecanismos de plasticidade é a Potenciação a Longo Prazo (LTP, na sigla em inglês). Essencialmente, LTP é um processo em que a sinapse entre dois neurônios se torna mais forte em resposta a uma série de estímulos. Este fenômeno foi inicialmente observado no hipocampo, uma região cerebral crucial para a memória e aprendizagem.

Quando falamos de potenciação a longo prazo, é inevitável mencionar o papel do glutamato e dos receptores NMDA. A ligação do glutamato aos receptores NMDA ativa uma cascata de eventos intracelulares que culminam na inserção de mais receptores AMPA na sinapse, tornando-a mais sensível a futuros estímulos. Em condições patológicas como a doença de Alzheimer, falhas neste mecanismo de potenciação podem ser um dos fatores subjacentes ao comprometimento cognitivo.

Depressão a Longo Prazo: O Equilíbrio Necessário

Embora a potenciação a longo prazo seja crucial para a aprendizagem e a formação de memórias, o sistema nervoso também precisa de mecanismos para "esquecer" informações irrelevantes ou errôneas. É aí que entra a Depressão a Longo Prazo (LTD, na sigla em inglês). Em contraste com LTP, LTD é um processo em que a eficácia sináptica é reduzida, comumente através da remoção de receptores AMPA da membrana pós-sináptica.

Distúrbios como a síndrome de Rett e certas formas de autismo têm sido associados a desequilíbrios na razão entre LTP e LTD, apontando para a importância deste equilíbrio na manutenção da função neural saudável. Em situações como o estresse pós-traumático, por exemplo, uma predominância de mecanismos de potenciação sobre os de depressão pode levar a memórias intrusivas e altos níveis de vigilância, demonstrando como este equilíbrio é crucial em uma gama de condições médicas.

O Elo Comum: Sinalização Intracelular

Tanto LTP quanto LTD são regulados por uma complexa rede de sinalização intracelular que envolve numerosas vias, incluindo a via do cálcio e da proteína quinase. Essas vias de sinalização não só modulam a inserção e remoção de receptores sinápticos, como também têm impacto na expressão gênica. Assim, a plasticidade sináptica também pode ter efeitos duradouros no nível do transcriptoma, modulando a expressão de genes que estão envolvidos na estrutura e função sinápticas.

Diagnóstico e Terapia: O Futuro da Plasticidade Sináptica na Medicina

O avanço no entendimento dos mecanismos de plasticidade sináptica oferece oportunidades para o desenvolvimento de novas abordagens diagnósticas e terapêuticas. Por exemplo, moduladores farmacológicos da atividade dos receptores NMDA estão sendo investigados como potenciais tratamentos para uma variedade de transtornos neuropsiquiátricos, incluindo a esquizofrenia e a depressão maior.

A Complexidade e a Beleza da Plasticidade Sináptica

O cérebro é um órgão de extrema complexidade, e a plasticidade sináptica é uma de suas mais fascinantes características. Entender os mecanismos subjacentes a essa adaptabilidade é fundamental para o avanço da neurociência e da medicina. Com aplicações variando de aprendizagem e memória a tratamentos para transtornos neurológicos e psiquiátricos, a plasticidade sináptica continua a ser um campo de pesquisa vibrante e promissor.

Este é um tema profundo, intrincado, mas fundamental para entendermos não só o funcionamento do cérebro, mas também o seu papel em condições patológicas. A plasticidade sináptica e seus mecanismos subjacentes são, sem dúvida, um dos pilares que sustentam o gigantesco edifício da neurociência moderna.

Novas Fronteiras: Plasticidade e Doenças Neurodegenerativas

À medida que o conhecimento sobre a plasticidade sináptica se aprofunda, percebemos que seu papel não se limita ao desenvolvimento cerebral ou à aprendizagem. Estudos recentes têm explorado a implicação desses mecanismos em doenças neurodegenerativas como Alzheimer, Parkinson e Esclerose Lateral Amiotrófica (ELA). No caso do Alzheimer, a degeneração sináptica é um dos primeiros eventos patológicos, antecipando até mesmo a formação de placas amiloides. A disfunção na potenciação e na depressão a longo prazo pode fornecer pistas cruciais para entender o início e a progressão dessas doenças devastadoras.

Plasticidade Homeostática: Mantendo o Equilíbrio Sináptico

Além dos mecanismos de LTP e LTD, outra forma significativa de plasticidade é a plasticidade homeostática. Este é um mecanismo adaptativo que ajusta a força sináptica em resposta a atividades prolongadas de aumento ou diminuição. Imagine um músico aprendendo uma peça complexa no piano; a plasticidade homeostática ajudará a equilibrar as sinapses que se tornaram superativas ou subativas durante esse aprendizado intensivo. A falha nesses sistemas de auto-regulação tem sido implicada em condições como epilepsia, onde a atividade neuronal excessiva pode ser perigosa.

Abordagens Terapêuticas: Modulação Sináptica

O nosso crescente entendimento da plasticidade sináptica também está abrindo portas para novas intervenções terapêuticas. Fármacos que podem modular a força sináptica têm o potencial de melhorar os sintomas em uma variedade de doenças, desde distúrbios do espectro autista até depressão e ansiedade. O uso de tDCS (estimulação transcraniana por corrente contínua) é outro exemplo de como a modulação da atividade sináptica pode ter aplicações clínicas.

Genética e Epigenética: Um Novo Horizonte na Plasticidade Sináptica

A influência da genética e epigenética na plasticidade sináptica é um campo emergente e empolgante. O que antes se acreditava ser um sistema relativamente estático, a genética agora é vista como uma entidade dinâmica que pode ser modulada por eventos sinápticos. Marcas epigenéticas, como a metilação do DNA, podem alterar a expressão de genes que codificam proteínas sinápticas, o que por sua vez pode afetar a plasticidade.

A Odisseia Continua

O estudo da plasticidade sináptica é uma odisseia contínua que lança luz sobre o funcionamento intrincado do cérebro e oferece novas abordagens para tratar doenças que afetam milhões de pessoas em todo o mundo. Este campo interdisciplinar oferece uma infinidade de oportunidades para explorar como as células cerebrais se comunicam, adaptam e, às vezes, falham. O entendimento desses mecanismos não só pode levar a terapias mais eficazes, mas também fornece um vislumbre da extraordinária complexidade e adaptabilidade do cérebro humano.

FATORES QUE AFETAM A PLASTICIDADE

Ambiente Enriquecido e Estimulação Cognitiva: Aliados da Plasticidade Cerebral

A plasticidade cerebral não é uma qualidade estática; ela é influenciada por uma gama de fatores externos e internos. Um dos aspectos mais discutidos nessa área é o impacto de um ambiente enriquecido e a estimulação cognitiva. Estudos em modelos animais demonstraram que ambientes com mais estímulos - que oferecem brinquedos, oportunidades de socialização e exercícios físicos - podem induzir uma série de mudanças neuroplásticas significativas. Estas mudanças incluem aumento na densidade dendrítica, maior número de sinapses por neurônio, e até mesmo a gênese de novos neurônios no hipocampo, uma região cerebral crucial para a memória e aprendizado.

A implicação dessas descobertas para doenças neurodegenerativas como o Alzheimer é monumental. Um ambiente enriquecido pode não apenas retardar o início da doença, mas também pode melhorar os sintomas e talvez, em casos limitados, reverter algum dano sináptico. Há também estudos emergentes que exploram como a virtualidade e a tecnologia podem ser usadas para criar ambientes enriquecidos artificiais, especialmente úteis em situações onde o enriquecimento físico é limitado, como durante uma pandemia.

Mas o que faz um ambiente ser 'enriquecido' não se limita apenas aos estímulos físicos e sensoriais. A estimulação cognitiva, como resolver problemas complexos, aprender um novo idioma ou até mesmo atividades criativas como tocar um instrumento musical, também desencadeia uma série de eventos neuroplásticos. Estas atividades ativam vias de sinalização como o BDNF (Fator Neurotrófico Derivado do Cérebro), que são essenciais para a formação e fortalecimento de novas sinapses.

Estresse Crônico e Plasticidade: O Lado Sombrio da Adaptação Neural

Por outro lado, nem todos os fatores que afetam a plasticidade são benéficos. O estresse crônico é um vilão notório neste contexto. Altos níveis de hormônios do estresse como o cortisol têm efeitos deletérios na plasticidade cerebral. O impacto é tão significativo que pode levar a mudanças estruturais no cérebro, incluindo a atrofia do hipocampo. Mais alarmante é o fato de que os efeitos do estresse crônico podem ser duradouros, predispondo indivíduos a uma variedade de condições de saúde mental, como depressão e ansiedade.

Os mecanismos subjacentes a essas mudanças são complexos e envolvem múltiplas vias de sinalização. O cortisol, por exemplo, pode influenciar a expressão de genes que codificam para proteínas sinápticas, levando a uma redução na eficácia sináptica e na plasticidade. Essa é uma área de pesquisa ativa, pois entender esses mecanismos pode abrir portas para intervenções farmacológicas que podem proteger ou restaurar a plasticidade em pessoas submetidas a estresse crônico.

Além disso, o estresse crônico também interfere na neurogênese adulta, outro componente crucial da plasticidade cerebral. Em condições de estresse prolongado, a produção de novos neurônios no hipocampo é significativamente reduzida, o que pode ter implicações para a memória e o aprendizado.

Idade e Plasticidade: A Dança Delicada do Envelhecimento Cerebral

A idade é outro fator que tem um efeito substancial na plasticidade cerebral. Contrário ao que se pensava décadas atrás, o envelhecimento não significa uma parada completa na capacidade do cérebro de se adaptar e mudar. No entanto, a eficácia desses mecanismos de plasticidade pode ser reduzida. Há uma diminuição observada na capacidade do cérebro de formar novas sinapses e em alguns casos, de manter as já existentes. Essas mudanças são uma das razões subjacentes ao declínio cognitivo associado ao envelhecimento.

A boa notícia é que o envelhecimento não é um destino imutável; é mais como um processo que pode ser influenciado por diversos fatores, incluindo atividade física, dieta e, sim, estimulação cognitiva. Estudos mostram que idosos que se mantêm cognitivamente ativos - seja através de leitura, jogos de quebra-cabeça ou engajamento social - tendem a ter uma melhor preservação das habilidades cognitivas e maior plasticidade sináptica.

Mais importante ainda, a pesquisa sobre o envelhecimento cerebral está desvendando novas vias terapêuticas. Intervenções como a estimulação cerebral profunda estão sendo exploradas como métodos para melhorar a plasticidade em cérebros envelhecidos. A compreensão da sinalização molecular envolvida pode levar ao desenvolvimento de medicamentos que podem atuar como "estimulantes de plasticidade", ajudando a restaurar a juventude sináptica em cérebros mais antigos.

Cada um desses fatores — ambiente enriquecido, estresse e idade — oferece uma lente única através da qual podemos examinar e entender a complexidade da plasticidade cerebral. Eles também representam áreas de

intervenção onde podemos, potencialmente, influenciar o curso da saúde cerebral ao longo da vida.

❖ ❖ ❖

CAPÍTULO 8: TRANSTORNOS NEUROLÓGICOS E PSIQUIÁTRICOS

Em um mundo cada vez mais complexo e acelerado, a compreensão profunda de transtornos neurológicos e psiquiátricos se torna não apenas uma curiosidade acadêmica, mas uma necessidade urgente. Este capítulo surge como um tributo ao intrincado entrelaçamento de células nervosas, sinapses e transmissores que orquestram a magnífica sinfonia da mente humana. Entretanto, é também um exame detalhado dos cenários em que essa orquestração sai terrivelmente errada, resultando em condições que têm impactos profundos na qualidade de vida dos indivíduos e de suas famílias.

A neurociência e a psiquiatria têm suas raízes em domínios tão diversos quanto a filosofia, a biologia e até mesmo a espiritualidade. Ao longo dos séculos, a descrição e o tratamento dos distúrbios da mente têm sido tanto místicos quanto empíricos. No entanto, à medida que a ciência moderna avança, começa a se formar um retrato mais claro e objetivamente observável dos mecanismos subjacentes a esses transtornos. A medicina baseada em evidências agora oferece uma paleta de opções terapêuticas mais sofisticadas e direcionadas do que nunca, embora ainda estejamos muito longe de entender completamente o funcionamento interno do cérebro humano.

Não é exagero afirmar que estamos vivendo em uma era dourada de pesquisa em neurociência. As técnicas de neuroimagem, a genômica e a neurofarmacologia tornaram-se ferramentas indispensáveis no diagnóstico e tratamento de desordens mentais. Mas a compreensão dessas condições complexas não pode ser alcançada apenas com uma visão redutiva. Em vez disso, requer uma abordagem integrada que considere a bioquímica, a anatomia e a fisiologia do cérebro, bem como fatores ambientais e sociais.

Vamos começar esta discussão observando que "transtorno" é uma palavra carregada. O estigma associado a esses estados da mente ainda é profundamente arraigado na sociedade. No entanto, é crucial distinguir entre "normalidade" e "anormalidade" com cuidado, porque esses termos são altamente dependentes do contexto cultural e social. E ainda, eles podem perpetuar um ciclo de discriminação e incompreensão que prejudica a busca por tratamento adequado.

A importância de compreender os transtornos neurológicos e psiquiátricos transcende as considerações clínicas. Estas doenças têm implicações profundas em várias esferas da sociedade, incluindo o sistema legal, a educação e o mercado de trabalho. Os custos associados ao tratamento e à perda de produtividade são astronômicos, tornando este tópico altamente relevante para políticas públicas.

Quanto à pesquisa e desenvolvimento de medicamentos, a indústria farmacêutica tem um papel significativo a desempenhar. A compreensão dos mecanismos neurais pode levar ao desenvolvimento de medicamentos mais eficazes com menos efeitos colaterais. No entanto, há um debate contínuo sobre os desafios éticos envolvidos, incluindo os custos e a acessibilidade dessas terapias avançadas.

Neste capítulo, exploraremos algumas das condições neurológicas e psiquiátricas mais comuns e debilitantes, como Alzheimer, Parkinson e esquizofrenia. Examinaremos o que a pesquisa atual nos diz sobre os mecanismos neurais subjacentes a essas doenças e como esse conhecimento pode ser traduzido em estratégias terapêuticas eficazes. Também faremos considerações sobre o impacto da comorbidade e abordaremos as controvérsias e desafios enfrentados pela comunidade científica e médica na caracterização e tratamento desses transtornos.

À medida que avançamos neste capítulo, é essencial manter uma mente aberta e crítica. Os transtornos neurológicos e psiquiátricos são campos de estudo em rápido desenvolvimento, e novas descobertas estão sendo feitas regularmente. Portanto, o conteúdo apresentado aqui deve ser visto como um ponto de partida, uma introdução a um território ainda em grande parte inexplorado. A cada avanço na ciência, expandimos nossa compreensão sobre a mente humana, e com essa compreensão vem a esperança de melhores tratamentos, mais eficazes e mais humanizados, para aqueles que sofrem dessas devastadoras condições.

Assim, convido o leitor a embarcar nesta jornada complexa, mas profundamente gratificante, através dos mistérios dos transtornos neurológicos e psiquiátricos. Através deste capítulo, esperamos elucidar alguns dos enigmas mais desconcertantes da neurociência moderna e fornecer um alicerce sólido para futuras investigações.

MECANISMOS NEURAIS DO ALZHEIMER, PARKINSON E ESQUIZOFRENIA.

Alzheimer

O Alzheimer é uma doença neurodegenerativa crônica que se manifesta predominantemente como uma demência de início tardio. A patologia é frequentemente estudada sob o escopo das "placas amiloides" e dos "emaranhados neurofibrilares," dois marcos distintos, mas inter-relacionados, da doença. Entender esses componentes é crucial, pois eles fornecem uma visão mecanicista do que pode estar errado no cérebro de um indivíduo afetado.

Primeiro, vamos focar nas placas amiloides. Estas são depósitos extracelulares da proteína beta-amiloide. A formação de placas é um processo complexo que envolve a clivagem inadequada da proteína precursora de amiloide (APP). Normalmente, a APP é fragmentada em segmentos não tóxicos. No entanto, na presença da doença, ocorre uma clivagem anormal, resultando em fragmentos beta-amiloides que são neurotóxicos. Estes fragmentos se acumulam e formam aglomerados que interrompem a comunicação sináptica. Um aspecto alarmante é que este processo parece iniciar-se anos antes do aparecimento dos sintomas clínicos.

Já os emaranhados neurofibrilares são aglomerados intracelulares de proteínas tau hiperfosforiladas. A proteína tau normalmente ajuda na estabilização dos microtúbulos no neurônio. No Alzheimer, alterações na tau fazem com que ela se agregue em filamentos pareados helicoidais, comprometendo a estrutura e a função do neurônio. As conexões neuronais são enfraquecidas, e com o tempo, os neurônios afetados morrem.

A inflamação também desempenha um papel importante. Microglia e astrócitos, células imunes residentes do sistema nervoso central, são ativados em resposta a esses depósitos tóxicos. Embora essas células sejam cruciais para a limpeza e reparo do tecido cerebral, a inflamação crônica pode ter efeitos deletérios, exacerbando ainda mais a neurodegeneração.

O mais intrigante é que o Alzheimer não pode ser atribuído a um único mecanismo falho; é uma interação complexa entre genética, fatores ambientais e o próprio envelhecimento. Estudos genômicos ampliaram nossa compreensão da susceptibilidade genética ao Alzheimer, identificando genes como APOE4, que estão fortemente associados ao risco da doença. Além disso, fatores de estilo de vida, como dieta e exercício, foram mostrados para modificar o risco de desenvolvimento da doença.

Em termos de tratamento, a maioria das terapias atuais são sintomáticas, tratando apenas os sintomas cognitivos e comportamentais, mas não os mecanismos subjacentes da doença. Fármacos como inibidores da colinesterase e antagonistas dos receptores NMDA têm eficácia limitada e não impedem a progressão da doença. Portanto, entender esses mecanismos neurais é vital para o desenvolvimento de terapias mais eficazes.

A pesquisa sobre os biomarcadores também está ganhando tração. A identificação de biomarcadores no líquido cefalorraquidiano ou através de técnicas de imagem pode permitir um diagnóstico mais precoce e mais preciso. Estudos recentes também estão explorando a utilidade dos exossomos, pequenas vesículas secretadas pelas células, como potenciais marcadores da doença.

A doença de Alzheimer é um exemplo clássico de uma condição médica complexa que exige uma abordagem multifacetada para sua compreensão e tratamento. O entendimento dos mecanismos neurais subjacentes à doença não é apenas uma curiosidade acadêmica, mas uma necessidade crítica para avançar no desenvolvimento de terapias eficazes.

A comunicação entre os neurônios é outro aspecto crucial que é impactado na doença de Alzheimer. Os neurotransmissores e seus respectivos receptores são elementos chave neste sistema de comunicação. No contexto da doença de Alzheimer, há uma diminuição significativa no número e na eficácia dos neurotransmissores como a acetilcolina, que é fundamental para a memória e o aprendizado. A teoria colinérgica do Alzheimer sugere que a degeneração dos neurônios colinérgicos no cérebro é uma característica marcante da doença.

No cérebro de pacientes com Alzheimer, o sistema glutamatérgico, que é essencial para a memória e o aprendizado, também sofre. O glutamato é o principal neurotransmissor excitatório no cérebro, e seu mau funcionamento está relacionado com a morte celular. Níveis excessivos de glutamato podem levar à excitotoxicidade, um fenômeno que danifica e mata as células nervosas.

Outro ponto importante é o papel do estresse oxidativo na patogênese do Alzheimer. O estresse oxidativo ocorre quando há um desequilíbrio entre a produção de espécies reativas de oxigênio (EROs) e a capacidade do corpo de neutralizá-las ou reparar o dano resultante. Em condições normais, os EROs são gerados durante o metabolismo celular e são neutralizados por antioxidantes. No Alzheimer, no entanto, há uma produção excessiva de EROs que danifica os lipídios, as proteínas e o DNA nas células.

A contribuição dos canais iônicos também não pode ser negligenciada. Canais de cálcio defeituosos têm sido implicados na neurodegeneração associada ao Alzheimer. Uma entrada excessiva de cálcio nas células neuronais pode desencadear uma cascata de eventos que levam à morte celular. Fármacos que regulam a homeostase do cálcio estão sendo estudados como potenciais tratamentos.

Neste contexto, é importante entender que o cérebro não é um órgão isolado, mas parte de um sistema interconectado. Desordens metabólicas como a diabetes tipo 2 têm sido associadas a um risco aumentado de desenvolver Alzheimer. A resistência à insulina, comum em diabéticos, pode ter um papel na neurodegeneração.

Muitos desses mecanismos também têm implicações para outras doenças neurodegenerativas, como a doença de Parkinson e a esclerose lateral amiotrófica (ELA). Portanto, entender os mecanismos neurais subjacentes ao Alzheimer pode fornecer insights para uma variedade de condições.

O fascínio em entender a doença de Alzheimer também vem da sua complexidade bioquímica e celular. Para adicionar uma outra camada de complexidade, estudos recentes começaram a investigar o papel do microbioma na saúde cerebral e sua possível influência na doença de Alzheimer. Há evidências crescentes de que a disbiose, um desequilíbrio na flora microbiana intestinal, pode afetar o cérebro através do eixo intestino-cérebro. Subprodutos tóxicos gerados por uma flora intestinal desequilibrada podem entrar na circulação sanguínea e afetar o cérebro, possivelmente contribuindo para a inflamação e o estresse oxidativo.

Outro fator a ser considerado é a barreira hematoencefálica (BHE). A BHE é uma estrutura altamente seletiva que regula a passagem de substâncias entre o sangue e o cérebro. Na doença de Alzheimer, há indícios de que a integridade da BHE possa estar comprometida, permitindo que substâncias neurotóxicas entrem no sistema nervoso central.

Pesquisas recentes têm voltado sua atenção para o potencial papel dos metais na doença de Alzheimer. Níveis anormais de metais como ferro, cobre e zinco foram encontrados no cérebro de pacientes com Alzheimer. Estes metais podem facilitar a formação de placas amiloides e emaranhados neurofibrilares, embora o mecanismo exato ainda seja objeto de investigação.

Na busca por tratamentos eficazes, terapias genéticas e de edição de genes, como a CRISPR, estão sendo exploradas. A ideia é corrigir ou substituir os genes defeituosos associados à doença. Embora promissoras, essas abordagens ainda estão em fases experimentais e apresentam desafios éticos significativos.

A compreensão dos mecanismos neurais da doença de Alzheimer é uma tarefa árdua que envolve a integração de diversas disciplinas, desde a bioquímica e a genética até a neuroimagem e a psicologia. É uma área em que muito já foi descoberto, mas ainda há muito o que entender. O avanço nessa direção não apenas ajudará na identificação de novos alvos terapêuticos, mas também na melhoria dos métodos de diagnóstico e, por fim, na qualidade de vida dos pacientes.

O envelhecimento é um dos fatores de risco mais significativos para a doença de Alzheimer, mas o que exatamente ocorre nos mecanismos neurais durante o envelhecimento que predisponde alguém a desenvolver esta doença é um tópico de intensa pesquisa. O envelhecimento normal já é associado a uma certa atrofia cerebral e declínio cognitivo, mas no Alzheimer, esses processos são acelerados e exacerbados.

O conceito de "reserva cognitiva" é outra área de interesse. Este termo refere-se à capacidade do cérebro de resistir aos efeitos patológicos do envelhecimento ou de doenças através da utilização de redes neurais alternativas ou estratégias cognitivas. Indivíduos com maior reserva cognitiva parecem ser menos suscetíveis aos efeitos devastadores do Alzheimer. Isso levanta a questão sobre se o enriquecimento ambiental, como educação e atividades mentais desafiadoras, pode aumentar a reserva cognitiva e, por sua vez, fornecer alguma forma de proteção contra o desenvolvimento da doença.

Estudos epidemiológicos também apontaram para uma correlação entre o Alzheimer e outras condições médicas, como doenças cardiovasculares. A aterosclerose, por exemplo, pode comprometer o fluxo sanguíneo para o cérebro, levando a episódios de hipóxia que podem causar danos neuronais. A presença de múltiplas comorbidades pode complicar ainda mais o quadro clínico e o tratamento da doença de Alzheimer.

Não podemos nos esquecer do impacto emocional e psicológico que a doença tem não apenas nos pacientes, mas também em suas famílias. Os mecanismos neuropsicológicos que levam a alterações de comportamento em pacientes com Alzheimer, como agressividade e depressão, estão começando a ser desvendados e representam outra camada de complexidade na compreensão total da doença.

Outro componente que recentemente tem recebido atenção no contexto da doença de Alzheimer é o sistema vascular cerebral. Anomalias nas redes vasculares, como o comprometimento da barreira hematoencefálica, podem desempenhar um papel significativo na patogênese. Isso é especialmente relevante à medida que a pesquisa avança na conexão entre a doença de Alzheimer e fatores cardiovasculares como hipertensão, diabetes e colesterol elevado. A compreensão de como esses sistemas vasculares se relacionam com o comprometimento cognitivo e degeneração neural poderia abrir portas para terapias novas e mais eficazes.

O papel dos metais no cérebro, como cobre, ferro e zinco, tem emergido como uma nova área de interesse na pesquisa do Alzheimer. A acumulação desses metais pode influenciar tanto a formação de placas amiloides quanto a hiperfosforilação de tau. Portanto, o equilíbrio de metais pode ser uma meta terapêutica potencial. Alguns ensaios clínicos já estão em andamento, utilizando agentes quelantes para sequestrar esses metais e avaliar o impacto nos sintomas da doença.

Recentemente, a pesquisa também tem explorado a conexão entre o microbioma intestinal e a doença de Alzheimer. Embora ainda em estágios iniciais, alguns estudos indicam que mudanças na flora intestinal podem afetar o sistema imunológico e inflamatório do corpo, o que por sua vez pode impactar o cérebro. Essa linha de investigação é intrigante porque poderia oferecer intervenções menos invasivas, como a utilização de probióticos ou dietas específicas, para mitigar o progresso da doença.

Enquanto os genes APP, PSEN1 e PSEN2 são conhecidos por suas mutações causadoras da forma familiar da doença, polimorfismos em outros genes, como o APOE, têm sido associados a um risco aumentado na população em geral. Com o avanço da genômica, o foco está agora em identificar como combinações de diferentes alelos podem interagir com fatores ambientais e de estilo de vida para contribuir para o risco da doença. O conceito de risco poligênico e a busca por marcadores genéticos podem permitir diagnósticos mais precoces e personalizados.

A doença de Alzheimer é um problema complexo que envolve múltiplas vias neurais, metabólicas e sistêmicas. Cada novo avanço em nossa compreensão contribui para um panorama mais completo, embora ainda estejamos longe de um entendimento total ou de uma cura definitiva. A boa notícia é que cada descoberta abre novas oportunidades para intervenções terapêuticas inovadoras e personalizadas. O cenário é promissor, e os esforços contínuos em pesquisa e desenvolvimento são fundamentais para abordar esse desafio de saúde pública global.

Em conclusão, os mecanismos neurais na doença de Alzheimer são complexos e multifatoriais. Há uma convergência de fatores genéticos, bioquímicos, celulares e até psicossociais que contribuem para a patogênese desta doença debilitante. A pesquisa nesta área é uma corrida contra o tempo, pois a prevalência da doença está prevista para aumentar dramaticamente com o envelhecimento da população. Portanto, é crucial que avancemos rapidamente em nossa compreensão desses mecanismos para desenvolver estratégias de tratamento mais eficazes e abrangentes.

Parkinson

A doença de Parkinson é caracterizada primariamente pelo acúmulo de proteínas alfa-sinucleína no sistema nervoso central, formando inclusões patológicas conhecidas como corpos de Lewy. Este acúmulo de alfa-sinucleína parece afetar a função dopaminérgica dos neurônios, particularmente na substância negra do mesencéfalo, levando ao seu eventual desaparecimento e à redução da disponibilidade de dopamina. É essa deficiência dopaminérgica que é em grande parte responsável pelos sintomas motores da doença, como rigidez, tremores e bradicinesia.

É notável que os sistemas serotonérgico e colinérgico também são afetados na doença de Parkinson, o que explica alguns dos sintomas não-motores, como depressão e disfunção cognitiva. A etiologia da doença de Parkinson é considerada multifatorial, com uma interação complexa entre predisposição genética e fatores ambientais, como a exposição a pesticidas.

Estudos recentes apontam para um papel inflamatório na patogênese da doença de Parkinson. Marcadores inflamatórios, como citocinas pró-inflamatórias, estão elevados no sistema nervoso central e no sistema circulatório de pacientes com Parkinson. A inflamação crônica pode contribuir para o estresse oxidativo, que é outro mecanismo proposto na doença de Parkinson.

Além disso, o papel dos canais de cálcio na regulação da transmissão dopaminérgica tem sido cada vez mais explorado. Medicamentos que modulam a atividade desses canais estão em ensaios clínicos e podem oferecer novas abordagens terapêuticas. A disfunção mitocondrial é outra teoria emergente que aponta para o papel das mitocôndrias na produção de espécies reativas de oxigênio e na regulação da morte celular programada, ou apoptose, no contexto da doença de Parkinson.

O aspecto interessante da doença de Parkinson é a variabilidade de seus sintomas, que podem variar amplamente entre os pacientes. Isso levanta questões sobre a especificidade dos mecanismos neurais envolvidos. Por exemplo, enquanto alguns pacientes apresentam principalmente sintomas motores, outros sofrem significativamente com sintomas não-motores como disfunção autonômica, problemas de sono e transtornos do humor.

Há evidências crescentes de que a doença de Parkinson pode ser uma doença de todo o sistema nervoso e não apenas um distúrbio dopaminérgico isolado. Por exemplo, a constipação e outras disfunções do sistema nervoso autônomo são comuns em pacientes com Parkinson e podem preceder o aparecimento dos sintomas motores por muitos anos. Isso levou à hipótese de que a doença de Parkinson pode começar no sistema nervoso periférico e migrar para o cérebro.

A implicação de diferentes sistemas neurotransmissores torna o tratamento da doença de Parkinson particularmente desafiador. A levodopa continua sendo o tratamento mais eficaz para os sintomas motores, mas seu uso prolongado pode levar a complicações como discinesias e o efeito "on-off". A busca por novas estratégias terapêuticas está em andamento, com abordagens que vão desde a modulação da atividade de outros neurotransmissores até abordagens neuroprotetoras que visam retardar a progressão da doença.

Nos últimos anos, técnicas inovadoras como a estimulação cerebral profunda (DBS) têm mostrado promessa no tratamento de sintomas motores refratários. No entanto, o DBS não é eficaz para todos os sintomas e pode ter efeitos colaterais, incluindo alterações de humor e cognição. Abordagens farmacológicas que visam outros sistemas neurotransmissores também estão em desenvolvimento, incluindo agonistas de receptores de serotonina e inibidores de enzimas que degradam neurotransmissores como a acetilcolina.

Finalmente, a abordagem mais emocionante, mas também a mais desafiadora, é a busca por terapias que podem efetivamente retardar ou parar a progressão da doença. Isso requer uma compreensão profunda dos mecanismos neurais que levam à neurodegeneração na doença de Parkinson. Estudos genéticos revelaram vários genes que parecem contribuir para a suscetibilidade à doença, mas como esses fatores genéticos interagem com fatores ambientais e outros processos celulares ainda é pouco claro.

O estudo do microbioma também emergiu como uma área interessante de pesquisa, com alguns estudos sugerindo que as alterações na flora intestinal podem ter um impacto na neuroinflamação e, portanto, na progressão da doença. A terapia genética e as abordagens de edição de genes, como o CRISPR, também estão sendo exploradas como possíveis tratamentos futuros.

A rede neural da doença de Parkinson é mais difusa do que se imaginava inicialmente. Além da substância negra e do sistema dopaminérgico, outras regiões cerebrais, como o córtex pré-frontal, o núcleo basal de Meynert e o tálamo, também apresentam alterações patológicas. Isso explicaria a variedade de sintomas cognitivos e emocionais que frequentemente acompanham o distúrbio.

As técnicas de neuroimagem avançadas também contribuíram para uma melhor compreensão do impacto neural da doença. Imagens de tensor de difusão e imagens por ressonância magnética funcional (fMRI) revelaram alterações na integridade da substância branca e nas conexões funcionais entre diferentes regiões cerebrais em pacientes com Parkinson. Isso pode estar relacionado tanto aos sintomas motores como aos não motores da doença, incluindo depressão e transtornos de ansiedade.

O uso da neuroimagem também permitiu a identificação de biomarcadores potenciais para o diagnóstico precoce da doença e para o monitoramento da eficácia dos tratamentos. Essa é uma área de pesquisa intensa, especialmente considerando que um diagnóstico precoce pode permitir intervenções que atrasem a progressão da doença.

Também é crucial abordar a interação medicamentosa no tratamento da doença de Parkinson. Enquanto a levodopa é eficaz na melhoria dos sintomas motores, ela tem uma série de efeitos colaterais e limitações. Por exemplo, o uso prolongado de levodopa pode levar ao fenômeno "wearing-off", onde os efeitos da droga desaparecem antes da próxima dose ser administrada. Este é um dos muitos desafios na gestão medicamentosa da doença.

Fármacos como inibidores da MAO-B e agonistas dopaminérgicos são outras opções disponíveis. Eles atuam através de mecanismos distintos e podem ser usados em combinação com a levodopa ou como monoterapia em estágios iniciais da doença. A escolha do regime medicamentoso muitas vezes requer um ajuste fino individualizado, considerando não apenas os sintomas motores, mas também outros sintomas como depressão, demência e alucinações.

Um dos aspectos mais intrigantes é o potencial papel do sistema imunológico na doença de Parkinson. Além da inflamação localizada no sistema nervoso central, há evidências de ativação sistêmica do sistema imunológico, inclusive com a participação de células T e B. Estudos experimentais estão atualmente em andamento para entender se a modulação imunológica pode oferecer um caminho terapêutico na doença.

Essa perspectiva é especialmente interessante à luz das correlações epidemiológicas entre a doença de Parkinson e outras condições autoimunes. O desequilíbrio no sistema imunológico não só pode atuar como um fator contribuinte para a neurodegeneração, mas também oferece uma via potencialmente manipulável para o tratamento.

Vale a pena discutir as abordagens terapêuticas futuras, como a terapia com células-tronco. Embora ainda em estágios experimentais, a possibilidade de substituir neurônios dopaminérgicos perdidos através do transplante de células-tronco é uma área de pesquisa promissora. Desafios éticos e técnicos ainda precisam ser superados, mas os avanços nesta área podem revolucionar o tratamento da doença de Parkinson.

Também vale mencionar as abordagens de medicina personalizada, que visam desenvolver estratégias de tratamento baseadas no perfil genético, sintomático e neuroquímico de cada paciente. Isso é especialmente relevante em uma doença tão heterogênea como o Parkinson, onde a apresentação clínica pode variar significativamente entre os indivíduos.

O Parkinson é um distúrbio complexo com uma etiologia multifatorial que envolve vários sistemas neurotransmissores e processos celulares. A pesquisa em andamento está constantemente revelando novas facetas dessa doença complicada, abrindo o caminho para tratamentos mais eficazes e abrangentes.

Dada a complexidade dos mecanismos neurais envolvidos na doença de Parkinson, é crucial que continuemos a explorar diversas vias de pesquisa para desenvolver abordagens terapêuticas mais eficazes e entender melhor a patogênese desta doença debilitante.

Esquizofrenia.

A esquizofrenia, um distúrbio psiquiátrico crônico e grave, desperta tanto fascínio quanto perplexidade nos círculos acadêmicos e clínicos. Com sintomas que variam desde alucinações e delírios até embotamento afetivo e deterioração cognitiva, a esquizofrenia é, sem dúvida, uma entidade clínica complexa. Com sua etiologia ainda misteriosa, torna-se imperativo examinar os mecanismos neurais subjacentes à doença para avançar em seu tratamento e prevenção. Muitos pesquisadores buscam entender a esquizofrenia no âmbito de uma disfunção de redes cerebrais complexas, em vez de considerá-la como o resultado de defeitos em áreas cerebrais isoladas ou neurotransmissores específicos. Este enfoque tem implicações significativas para o diagnóstico e tratamento, e pode até mesmo fornecer o arcabouço necessário para o desenvolvimento de intervenções mais eficazes.

As teorias dopaminérgicas sobre a esquizofrenia têm estado em destaque desde os anos 1950. Segundo essas teorias, a hiperatividade dos neurônios dopaminérgicos está associada principalmente aos sintomas positivos da esquizofrenia, como delírios e alucinações. Os antipsicóticos de primeira geração, que atuam como antagonistas dos receptores dopaminérgicos D2, forneceram algum suporte a essa teoria. No entanto, a realidade é muito mais complicada.

Os tratamentos dopaminérgicos são imperfeitos; eles não tratam os sintomas negativos ou cognitivos da doença e vêm com uma série de efeitos colaterais indesejados. Além disso, as pesquisas sobre neuroimagem e post mortem têm sugerido anormalidades em várias outras vias neurais e neurotransmissores, incluindo a serotonina, o glutamato e o ácido gama-aminobutírico (GABA).

Mas, para além dos neurotransmissores, os estudos também estão voltando sua atenção para a estrutura e função das redes neurais. Anomalias estruturais, como o alargamento dos ventrículos laterais e a diminuição do volume do hipocampo, foram observadas em pacientes com esquizofrenia. Pesquisas em neuroimagem funcional também revelaram anormalidades nas conexões entre diferentes regiões do cérebro, o que pode explicar a diversidade dos sintomas da esquizofrenia. Por exemplo, a conectividade reduzida entre o córtex pré-frontal e outras áreas tem sido implicada em déficits de memória de trabalho, enquanto a conectividade anormal dentro das redes do modo padrão pode estar relacionada a sintomas como alucinações.

Vale a pena notar que a genética tem um papel crucial na doença, mas a interação entre genes e ambiente, conhecida como epigenética, não pode ser negligenciada. Estudos mostram que eventos estressantes durante períodos críticos do desenvolvimento podem atuar como gatilhos para a manifestação da doença em indivíduos geneticamente predispostos. Portanto, mecanismos epigenéticos podem oferecer um elo entre fatores ambientais e alterações bioquímicas e estruturais no cérebro.

Além disso, a esquizofrenia frequentemente coexiste com outras condições médicas, como diabetes e doenças cardiovasculares, sugerindo que a disfunção neural pode estar ligada a um perfil inflamatório sistêmico. Há, de fato, pesquisas emergentes que exploram a ligação entre inflamação, sistema imunológico e esquizofrenia. O entendimento dessas complexas inter-relações pode abrir caminho para abordagens terapêuticas mais holísticas, talvez incluindo tratamentos anti-inflamatórios ou imunomoduladores como parte de um regime de tratamento mais abrangente para a esquizofrenia.

Como podemos ver, a esquizofrenia é um distúrbio que parece desafiar qualquer tentativa de categorização simples ou esquemas de tratamento unidimensionais. O distúrbio permeia múltiplas facetas da neurobiologia humana, desde a neurotransmissão até a organização e função de redes cerebrais complexas. Além disso, a interação com fatores genéticos, epigenéticos e ambientais só adiciona outra camada de complexidade à equação. A necessidade de pesquisa contínua e abordagens interdisciplinares para entender e tratar a esquizofrenia nunca foi tão crítica. Com o rápido avanço das técnicas de pesquisa em neurociência, genômica e imagem cerebral, podemos ser otimistas de que novas e mais eficazes estratégias de tratamento estão no horizonte.

Embora muita atenção seja dada aos aspectos bioquímicos e genéticos da esquizofrenia, é crucial não negligenciar os fatores ambientais e sociais que também desempenham um papel significativo no desenvolvimento e progressão da doença. Isso é evidenciado por estudos epidemiológicos que mostram uma maior prevalência de esquizofrenia em populações urbanas comparado com rurais, bem como entre grupos sociais economicamente desfavorecidos. De maneira mais específica, adversidades na infância, como abuso ou negligência, e o estresse psicossocial têm sido associados a uma maior suscetibilidade à esquizofrenia.

Além disso, fatores como uso de substâncias, especialmente durante a adolescência, podem atuar como gatilhos para o desenvolvimento dos sintomas. Estudos demonstram uma ligação clara entre o uso de cannabis e o surgimento precoce da esquizofrenia em indivíduos predispostos geneticamente. A teoria é que a exposição a certas substâncias durante períodos críticos de desenvolvimento neural pode levar a alterações duradouras no sistema dopaminérgico e em outros sistemas de neurotransmissores, precipitando a manifestação da doença.

O conceito de "carga alostática", que se refere ao desgaste do corpo e do cérebro devido ao estresse crônico, também é um campo emergente no entendimento da esquizofrenia. O estresse crônico pode levar a alterações nos níveis de cortisol e outros hormônios do estresse, que, por sua vez, podem afetar a neurotransmissão e a plasticidade neural. Este mecanismo é visto como uma potencial explicação para a correlação entre estressores sociais e a esquizofrenia.

O papel do ambiente social na recuperação e na reabilitação também não pode ser subestimado. Intervenções como terapia familiar e treinamento em habilidades sociais têm se mostrado benéficas em ajudar os pacientes a gerenciar os sintomas e melhorar a qualidade de vida. Isso é especialmente relevante em casos de esquizofrenia resistente ao tratamento, onde as abordagens medicamentosas por si só são insuficientes para controlar os sintomas.

Também vale a pena considerar o estigma associado à esquizofrenia, que muitas vezes pode ser um obstáculo à recuperação. O estigma não só afeta a autoestima do paciente, mas também pode resultar em discriminação, o que, em última análise, pode levar a uma deterioração da condição mental e física do paciente. Esse fator social amplifica a necessidade de uma abordagem mais holística e humanizada no tratamento da esquizofrenia, que abranja não só os aspectos biológicos, mas também os fatores psicossociais envolvidos.

Resumidamente, enquanto a neurobiologia da esquizofrenia continua a ser um campo de pesquisa ativa e fascinante, uma compreensão completa da doença requer uma abordagem multidimensional que também incorpore fatores ambientais e sociais. Esta visão mais ampla é vital para o desenvolvimento de estratégias terapêuticas mais eficazes e abrangentes, que não só tratem os sintomas, mas também ajudem na reabilitação e integração social dos pacientes. A interação complexa entre biologia, ambiente e experiência social faz da esquizofrenia um distúrbio de incrível complexidade, mas também oferece múltiplas vias para intervenções terapêuticas potencialmente transformadoras.

ABORDAGENS TERAPÊUTICAS BASEADAS EM EVIDÊNCIAS

Terapia Farmacológica E Intervenções Não Farmacológicas

Ao abordar o tratamento de transtornos neurológicos e psiquiátricos, uma pluralidade de métodos está disponível, desde estratégias farmacológicas até intervenções psicoterapêuticas e físicas. O objetivo primário é aliviar os sintomas, melhorar a qualidade de vida e, idealmente, identificar e tratar a causa subjacente. O tratamento, porém, é raramente unidimensional, e frequentemente requer uma abordagem integrada que combina diversas terapias para obter resultados ótimos. Abaixo, detalhamos algumas dessas abordagens, com foco em evidências empíricas que as sustentam.

Terapia Farmacológica

Doença de Alzheimer: Inibidores da acetilcolinesterase como donepezil e galantamina têm demonstrado alguma eficácia em aliviar sintomas cognitivos e comportamentais.

Esquizofrenia: Os antipsicóticos, como risperidona e clozapina, são a base do tratamento, visando controlar sintomas como alucinações e delírios.

Depressão em contexto neurológico: ISRSs (Inibidores Seletivos de Recaptação de Serotonina) como a fluoxetina são comumente usados, dada a sua menor incidência de efeitos colaterais em comparação com antidepressivos tricíclicos.

Epilepsia: Antiepilépticos como o valproato de sódio e a carbamazepina são comumente prescritos.

Parkinson: A levodopa continua sendo o padrão ouro para o tratamento dos sintomas motores da doença.

Intervenções Não Farmacológicas

Reabilitação Neuropsicológica: Em transtornos como o AVC, uma abordagem multidisciplinar que envolve fisioterapia, terapia ocupacional e treinamento cognitivo pode ser altamente benéfica.

Terapia Cognitivo-Comportamental (TCC): Esta é uma das modalidades mais estudadas e validadas para o tratamento de transtornos como ansiedade e depressão.

Estimulação Cerebral Profunda (DBS): Esta abordagem invasiva tem mostrado promessa no tratamento de transtornos como a doença de Parkinson e a depressão resistente ao tratamento.

Biofeedback e Mindfulness: Estratégias que envolvem o controle da mente sobre o corpo têm sido eficazes em doenças como a síndrome do intestino irritável e alguns tipos de dor crônica.

Terapia de Exposição para Transtornos de Ansiedade: Esta terapia comportamental visa desensibilizar o paciente para estímulos ou situações que provocam ansiedade.

Abordagens Combinadas

Muitas vezes, a combinação de farmacoterapia com intervenções não farmacológicas oferece o melhor caminho para o tratamento eficaz. Por exemplo, no tratamento da esquizofrenia, antipsicóticos são frequentemente combinados com TCC e treinamento de habilidades sociais. Da mesma forma, na gestão da dor crônica resultante de condições neurológicas como a esclerose múltipla, opióides podem ser combinados com terapias físicas e técnicas de controle da dor baseadas em mindfulness.

Desafios e Considerações Éticas

Um dos maiores desafios no tratamento de transtornos neurológicos e psiquiátricos é a aderência ao tratamento. Fatores como efeitos colaterais de medicamentos, estigma associado à terapia psiquiátrica e fatores socioeconômicos podem influenciar negativamente a aderência. Além disso, considerações éticas como o consentimento informado e a autonomia do paciente precisam ser cuidadosamente abordadas. Uma compreensão profunda e integrada das múltiplas abordagens terapêuticas disponíveis para transtornos neurológicos e psiquiátricos é crucial para o manejo eficaz dessas condições complexas. A chave para o sucesso muitas vezes repousa na personalização do tratamento para atender às necessidades específicas de cada paciente, com base em um entendimento claro dos mecanismos subjacentes à sua condição e nas evidências científicas mais atualizadas. É fundamental que os profissionais de saúde mantenham um compromisso com o aprendizado contínuo e a adaptação às novas descobertas para oferecer o melhor atendimento possível aos seus pacientes.

À medida que a pesquisa em neurociência e psiquiatria avança, novas abordagens terapêuticas baseadas em evidências continuam a surgir. Estes novos métodos fornecem mais ferramentas no arsenal dos profissionais de saúde para tratar uma ampla gama de transtornos neurológicos e psiquiátricos. A seguir, destacamos alguns dos avanços mais significativos:

Imunoterapia para Alzheimer

Embora os inibidores da acetilcolinesterase e outros tratamentos farmacológicos tenham algum efeito nos sintomas de Alzheimer, há uma busca contínua por tratamentos mais eficazes e definitivos. A imunoterapia, que visa reduzir os depósitos de proteínas anormais no cérebro, está emergindo como uma abordagem promissora.

Microbioma e Saúde Mental

Estudos recentes têm explorado a relação entre o microbioma intestinal e a saúde mental. Probióticos e prebióticos estão sendo estudados como adjuvantes em tratamentos para transtornos como depressão e ansiedade.

Terapia Genética para Doenças Neurodegenerativas

Embora ainda esteja em estágios iniciais, a terapia genética apresenta um potencial transformador para condições como doença de Huntington e algumas formas de epilepsia resistente ao tratamento.

Psicodélicos e Saúde Mental

Substâncias psicodélicas como a psilocibina estão em testes clínicos para condições como depressão resistente ao tratamento e transtorno de estresse pós-traumático (TEPT).

Terapia Assistida por Realidade Virtual (RV)

A RV tem sido usada de forma eficaz em terapia de exposição para transtornos de ansiedade e fobias específicas. Sua aplicação está se expandindo para reabilitação em acidente vascular cerebral (AVC) e outras condições neurológicas.

Personalização da Farmacoterapia

Com os avanços na genômica, é possível personalizar regimes de medicamentos com base no perfil genético do paciente, minimizando assim efeitos colaterais e maximizando a eficácia do tratamento.

Tecnologia de Neuroimagem em Diagnóstico e Tratamento

A Ressonância Magnética Funcional (fMRI) e outras técnicas de neuroimagem estão se tornando parte integrante não apenas do diagnóstico, mas também da monitorização da eficácia do tratamento em tempo real.

Terapia Cognitivo-Comportamental Online (iCBT)

A disponibilidade de terapia online está tornando o tratamento psiquiátrico mais acessível, especialmente em áreas onde o acesso a cuidados de saúde mental é limitado.

Desafios Futuros

A integração dessas novas abordagens requer uma mudança de paradigma no tratamento de transtornos neurológicos e psiquiátricos. Não apenas é necessário um profundo entendimento dessas novas terapias, mas também uma abordagem colaborativa que inclua uma equipe de profissionais de várias disciplinas. A ética em experimentação, particularmente em terapia genética e uso de psicodélicos, é outro desafio emergente. Além disso, o custo dessas novas tecnologias e tratamentos pode ser proibitivo, levantando questões sobre igualdade no acesso ao cuidado.

Assim, enquanto celebramos os avanços na terapia baseada em evidências para transtornos neurológicos e psiquiátricos, também devemos abordar proativamente as questões éticas, sociais e econômicas que surgem. Isso garantirá que esses avanços se traduzam em melhorias tangíveis na qualidade de vida dos pacientes, independentemente de seu contexto socioeconômico ou geográfico.

◆ ◆ ◆

CAPÍTULO 9: TÉCNICAS DE PESQUISA EM NEUROCIÊNCIA

O campo da neurociência é caracterizado pela multidisciplinaridade, integrando conhecimentos de biologia, psicologia, química, física e até ciência da computação. Com o objetivo primordial de entender o sistema nervoso em suas variadas complexidades, a neurociência utiliza uma gama impressionante de técnicas de pesquisa. Essas técnicas permitem aos cientistas explorar tudo, desde a função de canais iônicos individuais até redes neurais complexas que se estendem por diversas regiões cerebrais. Sem as metodologias adequadas, nosso entendimento sobre tópicos como cognição, emoção, motivação e diversas patologias estaria significativamente atrasado. A pesquisa em neurociência, portanto, não se restringe apenas a uma pergunta ou a um nível de análise, mas se estende através de múltiplas escalas de complexidade, cada uma exigindo sua própria suíte de técnicas experimentais.

Historicamente, a neurociência começou com observações macroscópicas, utilizando técnicas anatômicas para traçar estruturas cerebrais. Logo, métodos histológicos foram introduzidos para estudar tecidos em níveis microscópicos. O desenvolvimento da eletrofisiologia permitiu aos pesquisadores medir a atividade elétrica de neurônios individuais e até mesmo de subcomponentes dessas células. Hoje, a evolução dessas técnicas é tal que podemos visualizar atividade cerebral em tempo real, manipular circuitos neurais específicos e até entender a contribuição genética para diversas condições neurológicas e psiquiátricas.

Neste cenário, as técnicas de pesquisa em

neurociência também se tornaram instrumentos vitais na identificação e tratamento de doenças. Por exemplo, o uso de neuroimagem e genética comportamental não apenas ajuda na compreensão da patogênese de transtornos como esquizofrenia, depressão e Alzheimer, mas também está impulsionando o desenvolvimento de intervenções terapêuticas mais eficazes e personalizadas. O sequenciamento de nova geração, a edição de genes com CRISPR e a modelagem computacional são apenas alguns exemplos de como a inovação técnica está remodelando a pesquisa e a prática em neurociência.

Além disso, as técnicas em neurociência têm implicações além da academia e dos hospitais. Elas estão se tornando cada vez mais relevantes em campos como a inteligência artificial, onde se busca mimetizar as capacidades computacionais do cérebro, e na indústria farmacêutica, onde o conhecimento detalhado dos mecanismos neurais pode acelerar o desenvolvimento de medicamentos. Assim, torna-se imperativo para qualquer profissional ou estudante na área da saúde e ciências afins compreender as técnicas disponíveis em neurociência, bem como suas aplicações e limitações.

Neste capítulo, abordaremos várias dessas técnicas em detalhes. Começaremos com as abordagens de neuroimagem, cujas aplicações vão desde o diagnóstico clínico até a pesquisa em neurociência cognitiva. Consequentemente, ao compreender a diversidade e a complexidade das técnicas de pesquisa em neurociência, os leitores estarão melhor equipados para interpretar a literatura atual, planejar seus próprios estudos e, em última análise, contribuir para o avanço do campo.

O primeiro subtópico a ser abordado será "Neuroimagem: técnicas e aplicações," onde nos aprofundaremos nas várias modalidades de neuroimagem disponíveis, como a Ressonância Magnética Funcional (fMRI), Tomografia por Emissão de Pósitrons (PET), e Eletroencefalografia (EEG), bem como suas aplicações práticas e potenciais armadilhas.

NEUROIMAGEM: TÉCNICAS E APLICAÇÕES

A neuroimagem representa uma revolução na forma como abordamos o estudo do cérebro e dos sistemas nervosos. O desenvolvimento e a evolução dessas técnicas de imagem permitiram que os pesquisadores vislumbrassem o que antes era inacessível: a estrutura e a função do cérebro vivo e em atividade. Neste subtópico, vamos nos concentrar em diversas modalidades de neuroimagem que são cruciais para avançar nosso entendimento em várias facetas da neurociência.

Ressonância Magnética Funcional (fMRI)

A Ressonância Magnética Funcional (fMRI) é talvez uma das técnicas de neuroimagem mais amplamente utilizadas hoje em dia. Ela permite a observação do cérebro em ação, capturando mudanças no fluxo sanguíneo que ocorrem como resultado da atividade neural. O fMRI tem sido empregado em uma vasta gama de pesquisas, desde o estudo das bases neurais da cognição até o mapeamento de redes cerebrais envolvidas em doenças neuropsiquiátricas como esquizofrenia e transtorno bipolar. Contudo, é fundamental notar que o fMRI tem limitações, como a resolução temporal relativamente baixa e o fato de que ele mede a atividade indiretamente através do fluxo sanguíneo cerebral, e não a atividade neuronal per se.

Tomografia por Emissão de Pósitrons (PET)

Outra técnica poderosa é a Tomografia por Emissão de Pósitrons (PET), que utiliza isótopos radioativos para rastrear processos metabólicos específicos no cérebro. Ao contrário do fMRI, o PET pode fornecer informações sobre o envolvimento de neurotransmissores específicos em diversas funções e patologias. Por exemplo, estudos de PET têm sido fundamentais para entender os déficits de dopamina associados à doença de Parkinson e a disfunção da serotonina em casos de depressão maior.

Eletroencefalografia (EEG)

A Eletroencefalografia (EEG) oferece a vantagem da resolução temporal muito alta, permitindo o monitoramento da atividade elétrica cerebral em milissegundos. No contexto de transtornos como epilepsia, isso é inestimável. Além disso, a EEG é uma técnica não invasiva e relativamente acessível, o que facilita sua aplicação em uma variedade de configurações.

Magnetoencefalografia (MEG)

A Magnetoencefalografia (MEG) é outra técnica que oferece alta resolução temporal e é usada para mapear a atividade cerebral através dos campos magnéticos gerados pela atividade elétrica dos neurônios. Ela é especialmente útil para localizar a origem de atividades anormais em condições como epilepsia e está começando a ser explorada em transtornos psiquiátricos.

Estas técnicas não são mutuamente exclusivas e muitas vezes são usadas de forma complementar. Por exemplo, estudos de neuroimagem multimodal podem combinar fMRI e EEG para aproveitar tanto a alta resolução espacial do fMRI quanto a alta resolução temporal do EEG. Tais abordagens têm implicações importantes não apenas para a pesquisa básica, mas também para a prática clínica, ajudando no diagnóstico e no monitoramento do tratamento de várias doenças.

Cada uma dessas técnicas tem suas próprias armadilhas e limitações, e uma compreensão completa de suas potencialidades e restrições é fundamental para a interpretação adequada dos dados. Seja no desenvolvimento de biomarcadores para doenças neurodegenerativas ou no entendimento das redes neurais que sustentam a cognição e a emoção, a neuroimagem continua a ser uma ferramenta indispensável em neurociência.

ELETROENCEFALOGRAMA (EEG): PRINCÍPIOS E PRÁTICAS

O Eletroencefalograma (EEG) é uma das técnicas de neuroimagem mais antigas e respeitadas, mas não se deixe enganar pela sua longevidade: o EEG continua sendo uma ferramenta extremamente relevante e versátil no arsenal da neurociência moderna. Com raízes históricas remontando à primeira metade do século XX, o EEG evoluiu de uma técnica rudimentar para uma metodologia sofisticada capaz de fornecer insights inigualáveis sobre a atividade elétrica cerebral. Mas o que torna o EEG tão especial?

Princípios Básicos

A beleza do EEG reside em sua simplicidade e eficácia. Elétrodos colocados no couro cabeludo registram a atividade elétrica originada pelo disparo sincronizado dos neurônios. Ao contrário das técnicas como a fMRI, que oferecem uma visão indireta da atividade cerebral através do fluxo sanguíneo, o EEG capta diretamente a dinâmica elétrica subjacente. Isso permite uma resolução temporal inigualável, geralmente na ordem de milissegundos.

Áreas de Aplicação

Em termos de aplicações clínicas, o EEG é talvez mais famoso por seu papel no diagnóstico e monitoramento da epilepsia. Mas o seu uso vai além dessa patologia. Em psiquiatria, por exemplo, estudos têm explorado a utilidade do EEG em condições como transtorno do déficit de atenção e hiperatividade (TDAH), transtorno bipolar e até mesmo depressão. Em pesquisa, o EEG é empregado em experimentos que vão desde a avaliação de estados de consciência até o entendimento de como o cérebro processa informação sensorial, linguagem, e realiza tarefas cognitivas.

Exemplos Práticos

Para ilustrar o poder do EEG, considere o exemplo de neurofeedback, uma terapia que treina indivíduos a modularem suas próprias ondas cerebrais. Isso tem sido usado, por exemplo, para ajudar a melhorar a concentração em pacientes com TDAH. Em outra instância, o EEG pode ser utilizado para avaliar a eficácia de medicamentos antidepressivos. Padrões específicos de ondas cerebrais, que podem ser identificados pelo EEG, são frequentemente correlacionados com a resposta a certos tratamentos.

O Futuro do EEG

A inovação contínua na tecnologia de EEG, incluindo a miniaturização de equipamentos e o desenvolvimento de algoritmos de análise mais sofisticados, está expandindo ainda mais as fronteiras desta técnica venerável. Novos métodos de análise, como a topografia de potencial evocado e a co-registro de EEG-fMRI, estão ajudando os pesquisadores a entender melhor as complexas redes neurais que subjazem à atividade cerebral.

Desafios e Limitações

Claro, o EEG não é isento de desafios. A baixa resolução espacial é uma desvantagem significativa em comparação com técnicas como a fMRI. Além disso, a atividade captada pelos elétrodos pode ser influenciada por artefatos não neuronais, como atividade muscular. No entanto, o avanço nas técnicas de pré-processamento de dados está ajudando a mitigar essas limitações.

Em resumo, o EEG é uma técnica de neuroimagem profundamente enraizada que não mostrou sinais de obsolescência. Com uma resolução temporal que poucas outras técnicas podem igualar e uma aplicação que se estende do leito do hospital ao laboratório de pesquisa, o EEG permanece uma ferramenta indispensável para qualquer um interessado em desvendar os mistérios da mente e do cérebro.

MANIPULAÇÃO GENÉTICA: CRISPR E OUTRAS TECNOLOGIAS

O século XXI tem sido palco de avanços extraordinários nas ciências biológicas, e uma das contribuições mais notáveis nesse cenário é, sem dúvida, a tecnologia de edição genética CRISPR-Cas9. Ao permitir modificações genéticas precisas e eficientes, essa tecnologia transformou fundamentalmente a forma como abordamos questões em neurociência, abrindo um novo universo de possibilidades experimentais e terapêuticas. Mas qual é o alcance e o potencial dessa revolução?

A tecnologia CRISPR (Clustered Regularly Interspaced Short Palindromic Repeats) se baseia em um mecanismo de defesa bacteriano natural contra vírus. Em um nível simplificado, a tecnologia CRISPR atua como "tesouras genéticas", permitindo que cientistas cortem e substituam segmentos de DNA com precisão sem precedentes. A neurociência foi uma das áreas que mais rapidamente adotou essa tecnologia, explorando sua aplicação desde o estudo de redes neurais até o desenvolvimento de possíveis tratamentos para transtornos neurológicos e psiquiátricos.

Os neurocientistas estão usando o CRISPR para responder perguntas que vão desde o entendimento do desenvolvimento neuronal até a fisiopatologia de doenças como Alzheimer, Parkinson e esquizofrenia. Imagine a possibilidade de editar genes associados ao Parkinson para estudar em tempo real como as alterações genéticas influenciam o funcionamento neural. Ou considere a manipulação de vias de sinalização intracelulares para entender melhor os mecanismos de neuroplasticidade.

Apesar da predominância do CRISPR, outras tecnologias de edição genética, como TALENs (Transcription Activator-Like Effector Nucleases) e ZFNs (Zinc Finger Nucleases), também têm seu lugar. Estas técnicas são, em alguns casos, preferidas para aplicações específicas devido à sua alta especificidade e eficiência. No entanto, elas tendem a ser mais trabalhosas e caras para se implementar, o que limita sua aplicação em pesquisa de larga escala.

Não podemos falar sobre a edição genética sem abordar as questões éticas intrincadas que ela suscita. A capacidade de alterar o genoma traz consigo preocupações substanciais sobre usos indevidos, particularmente quando se consideram aplicações potenciais em células germinativas que afetariam a linha germinativa humana.

À medida que a tecnologia CRISPR se torna mais refinada, surgem novas aplicações em neurociência que vão além do laboratório e se aproximam do contexto clínico. Existe um crescente interesse na possibilidade de usar o CRISPR para corrigir mutações genéticas em doenças neurodegenerativas, como a distrofia muscular, ou em condições neurológicas como a epilepsia. Já estão em andamento ensaios clínicos para avaliar a segurança e a eficácia da edição genética in vivo. Esses estudos têm potencial para abrir novas avenidas de tratamento que poderiam ser mais eficazes e menos invasivas do que as abordagens farmacológicas tradicionais.

O cérebro é um órgão extremamente complexo, onde cada gene pode ter múltiplas funções dependendo do contexto celular e temporal. CRISPR permite não apenas a edição de genes, mas também a modulação da expressão gênica sem alterar a sequência do DNA. Isso é feito através do CRISPRa para ativação gênica e do CRISPRi para inibição gênica. Esse nível adicional de controle é vital para entender os mecanismos multifacetados da função neural e da doença.

Além disso, o cruzamento da edição genética com outras áreas de ponta, como a inteligência artificial, tem potencial para acelerar descobertas. O uso de algoritmos de aprendizado de máquina pode ajudar na análise de dados de expressão gênica, permitindo que pesquisadores identifiquem alvos genéticos para intervenção de maneira mais eficaz e rápida.

No entanto, esse avanço fenomenal vem com sua própria cota de dilemas éticos e desafios regulatórios. Quem terá acesso a essas tecnologias? Como asseguraremos que elas não sejam usadas de forma inadequada ou antiética? Os debates éticos se intensificam especialmente quando consideramos as implicações de fazer mudanças genéticas que são hereditárias. Em um nível mais amplo, isso levanta questões sobre "designer babies" e as implicações societais de permitir tais práticas.

A edição genética é uma das ferramentas mais poderosas atualmente disponíveis para a neurociência. O potencial para desvendar os mistérios do cérebro e tratar uma variedade de doenças neurológicas é imenso. No entanto, é um campo ainda jovem e em constante evolução, com obstáculos técnicos, éticos e regulatórios a serem superados. O futuro da edição genética em neurociência é brilhante, mas será imperativo abordar esses desafios de forma responsável para maximizar os benefícios enquanto minimizamos os riscos.

Ao observar todo o cenário, fica evidente que a manipulação genética através de tecnologias como CRISPR tem o potencial de redefinir nossa abordagem à neurociência. No entanto, tal poder vem com responsabilidades éticas e científicas substanciais. O campo está avançando rapidamente, e as próximas décadas prometem ser uma era de descobertas e desafios sem precedentes.

O avanço da tecnologia de edição genética como o CRISPR está revolucionando a neurociência, tornando realidade o que antes era o domínio da ficção científica. No entanto, enquanto exploramos essa fronteira emocionante, é imperativo que permaneçamos conscientes das implicações éticas e sociais desses poderosos novos instrumentos. Assim como qualquer outra ferramenta de pesquisa em neurociência, o CRISPR e outras tecnologias de edição genética oferecem tanto oportunidades quanto responsabilidades, e cabe a nós, como comunidade científica, navegar com cuidado neste território inexplorado.

CAPÍTULO 10: NEUROÉTICA E IMPLICAÇÕES SOCIAIS

O advento de tecnologias inovadoras em neurociência, desde técnicas de neuroimagem até manipulações genéticas, promete uma revolução nas formas como entendemos e tratamos desordens neurológicas e psiquiátricas. Mas à medida que embarcamos nesta nova era de descobertas científicas, também somos confrontados com uma gama cada vez mais complexa de questões éticas e sociais. Essas questões não estão confinadas apenas ao âmbito acadêmico ou clínico; elas penetram em várias esferas da vida, desde a legalidade e privacidade até as implicações socioculturais. Isso nos leva ao campo emergente da Neuroética, um subcampo da ética que se preocupa com as implicações éticas, legais e sociais das neurociências.

A Neuroética é, portanto, um campo interdisciplinar que busca entender as implicações morais de nosso crescente poder sobre o sistema nervoso. Com o aumento da nossa capacidade de influenciar processos como memória, atenção, e até mesmo consciência, estamos constantemente testando os limites éticos de nossas ações e inovações. O espectro de questões abordadas pela neuroética é amplo. Isso inclui, mas não se limita a, a ética da experimentação em animais e humanos, a comercialização de tecnologias neurocientíficas, o impacto social do diagnóstico precoce de desordens mentais, a privacidade da informação neurológica e o acesso equitativo a tratamentos neurológicos avançados.

Por exemplo, as técnicas modernas de neuroimagem, como a Ressonância Magnética Funcional (fMRI) e a Tomografia por Emissão de Pósitrons (PET), estão sendo cada vez mais usadas não apenas para fins médicos, mas também em contextos legais e comerciais. Há empresas propondo o uso de fMRI para detecção de mentiras ou até para estratégias de marketing. Isso levanta várias questões éticas, tais como: Quão confiáveis são essas tecnologias? Quem deveria ter acesso a essas informações? Em que circunstâncias?

Além disso, as intervenções neurotecnológicas que influenciam a cognição e o comportamento, como os neuromoduladores, apresentam um conjunto único de desafios éticos. Eles incluem o potencial para coerção ou uso inadequado por parte de terceiros, bem como a alteração irreversível da personalidade e da identidade de um indivíduo. Da mesma forma, a edição genética para potencialmente erradicar doenças hereditárias levanta questões éticas sobre "designer babies" e a possibilidade de aumentar a disparidade social por meio de "aprimoramentos" genéticos.

No contexto clínico, enquanto o desenvolvimento de tratamentos mais eficazes para desordens neurológicas é uma meta louvável, deve-se fazer um exame cuidadoso das implicações éticas. Por exemplo, a demência, em suas várias formas, incluindo a doença de Alzheimer, é uma condição debilitante com custos humanos e sociais significativos. No entanto, diagnósticos precoces ou tratamentos que modificam o curso da doença poderiam ter impactos sociais amplos, incluindo a estigmatização de indivíduos e o possível racionamento de recursos de saúde.

O campo da neuroética, portanto, torna-se imperativo para navegar neste terreno moralmente complexo. Ele nos obriga a não apenas avançar na ciência e na medicina, mas também a considerar cuidadosamente as ramificações desses avanços no tecido ético e social de nossa existência. Portanto, as questões em jogo são de importância crítica, exigindo um exame cuidadoso e uma discussão robusta entre cientistas, médicos, filósofos, juristas e a sociedade em geral.

No próximo segmento, exploraremos mais profundamente as considerações éticas específicas na pesquisa e no tratamento neurológicos, abordando desde o consentimento informado até as disparidades no acesso aos cuidados de saúde.

CONSIDERAÇÕES ÉTICAS EM PESQUISA E TRATAMENTO

CONSENTIMENTO INFORMADO NA PESQUISA NEUROLÓGICA E PSIQUIÁTRICA

O princípio do consentimento informado é uma pedra angular da ética médica e da pesquisa. Ele exige que os sujeitos de pesquisa sejam fornecidos com todas as informações pertinentes sobre os objetivos do estudo, métodos, riscos e benefícios, de forma clara e acessível. Este princípio é ainda mais crítico quando se trata de pesquisa neurológica e psiquiátrica, dadas as sensibilidades inerentes aos estudos que exploram os recessos mais profundos da mente e do cérebro humano.

A primeira consideração crucial aqui é a capacidade do sujeito de dar consentimento. Pacientes com condições como demência ou esquizofrenia podem não estar em posição de entender completamente as implicações de sua participação. É aí que a questão do "consentimento substituto" entra em jogo. Pode um membro da família ou um tutor legal fornecer o consentimento em nome do paciente? E, em caso afirmativo, quais são os critérios para isso?

Além disso, existem as considerações éticas associadas a estudos que envolvem intervenções invasivas, como cirurgias cerebrais ou a administração de substâncias psicoativas. Nestes casos, o peso dos possíveis riscos é substancialmente mais alto, o que aumenta a necessidade de processos de consentimento informado robustos e contínuos. Isso significa que os sujeitos devem ser informados não apenas antes do início do estudo, mas também ao longo de sua duração, especialmente se surgirem novos riscos ou benefícios.

A ética do consentimento informado também se estende às amostras biológicas, como tecido cerebral ou fluido espinhal. Quem detém a "propriedade" dessas amostras? O que pode ser feito com elas após a conclusão do estudo? Essas questões são especialmente pertinentes em uma época em que as técnicas de "big data" permitem a análise retrospectiva desses materiais para finalidades diversas, possivelmente não previstas no momento do consentimento inicial.

Os desafios éticos se tornam ainda mais complexos quando consideramos estudos de neuroimagem que têm o potencial de revelar informações sobre predisposições para condições neurológicas ou psiquiátricas. Isso poderia levar a formas de "discriminação neurológica", onde informações obtidas por meio de imagens cerebrais podem ser usadas de maneiras que prejudicam o indivíduo.

Além disso, a pesquisa em neurociência frequentemente envolve a coleta de grandes conjuntos de dados, incluindo informações genéticas. O armazenamento, a segurança e a privacidade desses dados representam uma nova fronteira de preocupações éticas. Quem tem acesso a esses dados? Podem eles ser vendidos ou compartilhados com terceiros, como empresas de seguros ou empregadores?

A questão do consentimento informado na pesquisa neurológica e psiquiátrica é um tópico de contínua evolução e complexidade. Requer uma abordagem interdisciplinar que envolva cientistas, éticos, juristas e, acima de tudo, os próprios sujeitos de pesquisa. É imperativo que esses desafios éticos sejam abordados com a mesma vigorosidade que empregamos no avanço da própria neurociência.

Implicações Éticas de Tecnologias Emergentes

O campo da neurociência está em um período de rápida evolução, com avanços tecnológicos que oferecem novas formas de entender e intervir no cérebro humano. Enquanto esses avanços prometem benefícios significativos para a humanidade, eles também trazem uma série de dilemas éticos que desafiam nosso entendimento convencional de autonomia, privacidade e bem-estar humano. Neste texto, exploraremos essas implicações éticas no contexto de tecnologias emergentes como a edição genética, a neuroimagem avançada e a interface cérebro-computador.

A edição genética, particularmente através da técnica CRISPR, é uma dessas tecnologias emergentes que têm potencial para tratar uma variedade de distúrbios neurológicos e psiquiátricos. No entanto, essa tecnologia também abre a porta para a "eugenia de design", onde traços genéticos, possivelmente incluindo aqueles associados à inteligência ou temperamento, podem ser selecionados artificialmente. Isso suscita preocupações éticas sobre igualdade, justiça e o significado do que é ser humano. Como a sociedade deve equilibrar o potencial para tratamentos curativos contra os riscos de aplicações antiéticas?

Da mesma forma, os avanços na neuroimagem, incluindo a ressonância magnética funcional (fMRI) e a tomografia por emissão de pósitrons (PET), estão tornando possível observar a atividade cerebral em um grau de detalhe sem precedentes. Estas técnicas têm a capacidade de identificar marcadores para uma série de condições neuropsiquiátricas, mas também levantam questões significativas sobre privacidade e consentimento. Há também o dilema ético relacionado ao potencial para "neuro-marketing", onde as empresas podem usar a neuroimagem para entender e manipular as preferências do consumidor.

Os interfaces cérebro-computador (BCIs), dispositivos que permitem a comunicação direta entre o cérebro e dispositivos externos, representam outra fronteira ética. Estes dispositivos têm o potencial para tratar uma variedade de condições, de paralisia a doenças neurodegenerativas. No entanto, também suscitam preocupações sobre autonomia e a possibilidade de coerção ou controle externo. Imagine um cenário onde um empregador poderia, teoricamente, monitorar ou até mesmo influenciar o estado mental de um empregado através de uma interface cérebro-computador. Este cenário distópico coloca questões sérias sobre privacidade, consentimento e dignidade humana.

As preocupações éticas estendem-se também ao armazenamento e compartilhamento de dados neurais. Em uma era de big data e computação em nuvem, a segurança e a privacidade desses dados tornam-se questões éticas cruciais. A falta de diretrizes claras sobre a propriedade e uso desses dados representa um risco não apenas para a privacidade individual, mas também para grupos vulneráveis que podem ser alvo de discriminação ou estigmatização.

E há o lado financeiro das tecnologias emergentes. A pesquisa e desenvolvimento nestes campos requerem investimentos substanciais. Quem deveria financiar esses avanços? A dependência de capital de risco ou parcerias com a indústria farmacêutica levanta preocupações sobre conflitos de interesse e a possível comercialização da ciência em detrimento do bem público.

Além disso, a globalização da pesquisa em neurociência traz à tona questões éticas relacionadas à justiça global e à equidade. Há o risco de que essas tecnologias possam ser mais prontamente disponíveis em países ricos, acentuando desigualdades globais em saúde e acesso à tecnologia.

Em resumo, a ascensão de novas tecnologias no campo da neurociência está transformando radicalmente o cenário ético. Estes avanços oferecem possibilidades emocionantes para o tratamento e a compreensão de distúrbios neurológicos e psiquiátricos, mas vêm com implicações éticas que exigem uma consideração cuidadosa e proativa. Para navegar com sucesso neste terreno complexo, é crucial que os neurocientistas colaborem com especialistas em ética, legisladores e o público em geral, a fim de desenvolver diretrizes éticas robustas que possam guiar a pesquisa e a prática futuras.

Considerações Éticas na Pesquisa com Animais e Humanos

À medida que o campo da neurociência se expande e se aprofunda em suas descobertas sobre a complexidade do sistema nervoso humano, a pesquisa com animais e seres humanos torna-se cada vez mais uma prática comum. No entanto, isso gera uma série de questões éticas que requerem atenção especial e diretrizes rigorosas para assegurar o bem-estar dos sujeitos envolvidos, sejam eles animais ou seres humanos. Este texto explora essas complexas considerações éticas, vinculando-as com exemplos práticos e correlações com a pesquisa em doenças neurológicas e psiquiátricas.

Em relação à pesquisa animal, um dos pontos críticos é o princípio ético do "três Rs": redução, refinamento e substituição. A ideia é minimizar o número de animais usados em experimentos, melhorar as condições em que são mantidos e, sempre que possível, substituir modelos animais por alternativas inofensivas. É imperativo que os animais sejam tratados com o máximo de cuidado e respeito, e que os procedimentos experimentais que causam sofrimento ou angústia sejam minimizados. Além disso, o uso de modelos animais para simular doenças humanas complexas, como Alzheimer ou esquizofrenia, levanta questões éticas adicionais, como a validade e aplicabilidade dos resultados para a condição humana.

O dilema ético se intensifica quando se trata de pesquisa com seres humanos. A primeira e mais crucial consideração ética é o consentimento informado. Os participantes devem estar plenamente cientes do escopo da pesquisa, seus possíveis riscos e benefícios, e devem ter a liberdade de retirar seu consentimento a qualquer momento. No contexto de doenças neurológicas e psiquiátricas, isso se torna particularmente complicado. Por exemplo, como obter consentimento verdadeiramente informado de um paciente com Alzheimer avançado ou de um indivíduo com esquizofrenia que pode estar delirante?

Outro ponto de consideração é o acesso equitativo a ensaios clínicos e novas terapias. Grupos socialmente desfavorecidos frequentemente ficam à margem desses avanços, perpetuando desigualdades em saúde. Isso é particularmente notório em doenças como a esquizofrenia, onde as taxas de morbidade e mortalidade já são desproporcionalmente altas em populações desfavorecidas.

Também é vital considerar a integridade e a segurança dos dados coletados durante a pesquisa. Com a ascensão da neuroimagem e outras formas de coleta de dados cerebrais, questões de privacidade e segurança de dados tornam-se cada vez mais pertinentes. Isso é ainda mais preocupante quando se considera que esses dados poderiam ser usados para fins discriminatórios ou exploratórios.

A pesquisa em neurociência também apresenta dilemas éticos únicos quando se trata de crianças e adolescentes. Por exemplo, a intervenção precoce em condições como o Transtorno do Espectro Autista (TEA) pode oferecer melhores resultados, mas as implicações éticas de envolver crianças em pesquisa são substanciais. O consentimento, neste caso, é dado pelos pais ou responsáveis, mas isso é realmente suficiente para garantir a proteção dos interesses da criança?

Para complicar ainda mais, avanços recentes em inteligência artificial e aprendizado de máquinas estão sendo cada vez mais integrados em pesquisas neurológicas. Essas tecnologias podem realizar análises de dados em uma escala que seria impraticável para um ser humano, mas também apresentam seus próprios dilemas éticos, incluindo vieses algorítmicos e a possibilidade de chegarmos a conclusões errôneas que poderiam ter implicações significativas para o tratamento de doenças neurológicas e psiquiátricas.

Em súmula, a ética na pesquisa em neurociência é um campo minado de dilemas e contradições. Para cada avanço promissor, há uma série de questões éticas que exigem ponderação cuidadosa e consulta ética. O que é claro é que, à medida que continuamos a desvendar os mistérios do cérebro humano, as considerações éticas só se tornarão mais complexas e mais urgentes. É imperativo que pesquisadores, clínicos e formuladores de políticas trabalhem juntos para desenvolver um quadro ético robusto que possa orientar essa emocionante, mas desafiadora, jornada de descobertas.

Limitações e Desafios Éticos em Pesquisas Avançadas

À medida que a ciência avança em direção a um entendimento mais completo da complexidade neural, os métodos de pesquisa também avançam, empregando tecnologias cada vez mais sofisticadas e poderosas. Nesse contexto, emergem desafios éticos únicos que vão desde questões sobre manipulação genética até a utilização de Inteligência Artificial em pesquisas clínicas. Este texto aborda esses desafios, estabelecendo relações com condições médicas específicas e explorando as implicações éticas desses avanços.

Vamos começar pela manipulação genética, uma fronteira que gera tanto entusiasmo quanto controvérsia. O uso de tecnologias como CRISPR-Cas9 abre portas para a correção de mutações genéticas que causam condições neurológicas como a distrofia muscular de Duchenne e até mesmo certas formas de Alzheimer. No entanto, isso levanta uma série de questões éticas, incluindo o risco de "designer babies", onde o genoma pode ser editado para características desejadas, como inteligência ou aparência física. Além disso, a manipulação genética também pode ser usada para fins maléficos, como a criação de armas biológicas. O debate ético aqui é complexo e multifacetado, exigindo uma consideração cuidadosa dos benefícios e riscos.

Outra área que está recebendo atenção significativa é a utilização da Inteligência Artificial e aprendizado de máquinas em diagnóstico e tratamento. Embora essas ferramentas possam melhorar a precisão e eficiência, elas também levantam preocupações sobre a privacidade dos dados e a possibilidade de resultados imprecisos devido a vieses algorítmicos. Isso é particularmente crítico em doenças psiquiátricas como depressão ou esquizofrenia, onde um diagnóstico incorreto pode ter consequências devastadoras. A IA também tem o potencial de desumanizar o tratamento, especialmente em configurações clínicas, onde a empatia e o entendimento humano são cruciais.

O desenvolvimento de interfaces cérebro-computador (ICCs) também traz consigo uma nova dimensão de questões éticas. Tais interfaces têm o potencial de restaurar funções motoras em pacientes com paralisia ou até mesmo de melhorar a cognição. No entanto, eles também levantam questões sobre a autonomia, privacidade e até mesmo a identidade dos usuários. Por exemplo, quem teria o direito de acessar e controlar essas informações neurais? E como podemos garantir que tais tecnologias não sejam mal utilizadas ou exploradas para fins nefastos?

Um aspecto muitas vezes negligenciado, mas igualmente crítico, é a ética do financiamento da pesquisa. Frequentemente, a pesquisa é financiada por empresas farmacêuticas ou outras entidades com interesses comerciais. Isso pode levar a conflitos de interesse e potencialmente viés nos resultados da pesquisa, especialmente em estudos relacionados a medicamentos para condições como depressão, esquizofrenia ou transtorno de déficit de atenção e hiperatividade (TDAH). A transparência na divulgação de conflitos de interesse é, portanto, crucial para manter a integridade da pesquisa.

Por último, mas certamente não menos importante, está o dilema da distribuição equitativa de tratamentos inovadores. Enquanto alguns têm acesso a terapias de ponta, muitos, especialmente em países em desenvolvimento, são deixados para trás, exacerbando as desigualdades em saúde. Este é um problema ético grave que precisa ser abordado através de políticas de saúde pública bem pensadas e ações colaborativas em escala global. O avanço acelerado das técnicas de pesquisa em neurociência apresenta uma panóplia de desafios éticos que são tanto emocionantes quanto assustadores. Para navegar nesse terreno complexo, é imperativo adotar uma abordagem ética rigorosa que considere todos os aspectos e implicações desses avanços. Somente então podemos aspirar a explorar plenamente o potencial que a neurociência oferece, mantendo o foco no bem-estar humano e na integridade da pesquisa.

NEUROCIÊNCIA E LEI: O DEBATE SOBRE RESPONSABILIDADE E AUTONOMIA

A intersecção entre neurociência e direito é uma área de estudo intensamente debatida, com implicações profundas para nossa compreensão de responsabilidade, autonomia e justiça. Ao decifrar os mecanismos cerebrais subjacentes ao comportamento humano, a neurociência lança luz sobre questões fundamentais que têm perturbado filósofos, teólogos e juristas por séculos. Neste texto, vamos explorar este campo intrigante e multifacetado, levando em consideração doenças neurológicas e psiquiátricas, bem como os dilemas éticos que surgem quando o cérebro encontra o gabinete do juiz.

A primeira e talvez mais óbvia intersecção entre a neurociência e o direito é o papel do cérebro em determinar a "culpabilidade". Tradicionalmente, os sistemas legais operam com base no princípio da responsabilidade pessoal e da capacidade de fazer escolhas livres. No entanto, descobertas na neurociência têm desafiado essa noção. Por exemplo, condições como o Transtorno do Déficit de Atenção com Hiperatividade (TDAH) ou Transtorno de Personalidade Antissocial (TPA) podem afetar a capacidade de uma pessoa de tomar decisões racionais e seguir normas sociais. Isso levanta questões sobre se tais indivíduos devem ser plenamente responsáveis por suas ações.

Outra área onde a neurociência está fazendo ondas é no entendimento do livre-arbítrio. Estudos de neuroimagem mostram que a atividade cerebral pode preceder a sensação consciente de fazer uma escolha. Esses dados sugerem que nosso sentimento de autonomia pode ser, pelo menos em parte, uma ilusão. Se isso for verdade, então como nossas leis, que são fortemente baseadas na noção de livre-arbítrio, deveriam mudar em resposta a essas descobertas?

Além disso, a neurociência forense é uma área crescente que aplica métodos de imagem cerebral e outras técnicas neurocientíficas no contexto legal. Por exemplo, a ressonância magnética funcional (fMRI) tem sido usada para avaliar a veracidade de testemunhos ou detectar sinais de psicopatia. No entanto, estas tecnologias são uma faca de dois gumes. Enquanto eles podem oferecer insights valiosos, eles também carregam o risco de serem mal interpretados ou mal utilizados. Há também considerações éticas significativas relacionadas à privacidade e consentimento.

A questão da reabilitação versus punição é outra área onde a neurociência está fazendo contribuições importantes. Com um entendimento mais completo dos mecanismos cerebrais subjacentes ao comportamento anti-social ou criminoso, há uma oportunidade para desenvolver terapias mais eficazes. Isso poderia, teoricamente, reduzir a reincidência e oferecer uma abordagem mais humana e cientificamente fundamentada à justiça criminal. No entanto, isso também levanta questões éticas sobre o uso de intervenções neuromoduladoras, como estimulação cerebral profunda, em contextos legais.

Os avanços na neurociência também têm implicações diretas para questões de direito de família, como a custódia de crianças. A compreensão do desenvolvimento cerebral e do impacto do ambiente na plasticidade neural pode informar decisões sobre o melhor ambiente para o crescimento e desenvolvimento de uma criança. No entanto, essa informação também pode ser usada de forma inadequada, levando a decisões que perpetuam estigmas ou preconceitos sociais.

Finalmente, é vital mencionar que, embora a neurociência ofereça insights profundos, ela também está sujeita a limitações. Interpretar dados neurocientíficos exige cautela, especialmente quando se trata de fazer afirmações sobre questões tão complexas e multifacetadas como responsabilidade e autonomia. Como em qualquer ciência, a neurociência está em constante evolução, e o que consideramos como "verdade" hoje pode ser refutado ou refinado amanhã.

O futuro das neurociências: potenciais e dilemas

O panorama das neurociências está repleto de oportunidades e desafios que transcendem as fronteiras tradicionais da pesquisa acadêmica e têm implicações significativas para a sociedade, a ética e a tecnologia. Esta área de estudo promissora detém a chave para desvendar alguns dos mistérios mais fascinantes da existência humana, desde o surgimento da consciência até o entendimento da natureza da inteligência, memória, emoções e além. No entanto, a marcha do progresso científico raramente é linear ou isenta de obstáculos éticos e práticos. Neste texto, examinamos o futuro das neurociências, avaliando seus potenciais e os dilemas éticos e sociais que eles trazem consigo.

Um dos avanços mais significativos no campo das neurociências é o desenvolvimento de tecnologias de neuroimagem cada vez mais sofisticadas. A ressonância magnética funcional (fMRI), por exemplo, permite a visualização em tempo real da atividade cerebral. Essas tecnologias oferecem um potencial sem precedentes para o diagnóstico e tratamento de uma variedade de doenças neurológicas e transtornos psiquiátricos. No entanto, essas mesmas tecnologias também levantam questões éticas perturbadoras, como o "neuro-hacking" ou a invasão da privacidade do pensamento e a possibilidade de "ler mentes" de maneira não consensual.

Além da medicina, a convergência de neurociências com a inteligência artificial (IA) apresenta possibilidades empolgantes. A IA inspirada em cérebros biológicos pode levar a sistemas de aprendizado de máquina mais eficientes e versáteis, que por sua vez podem ser usados para analisar grandes conjuntos de dados neurocientíficos. No entanto, essa fusão tecnológica também levanta preocupações sobre a autonomia e os direitos humanos, especialmente no que diz respeito à potencial militarização da neurotecnologia.

Outra esfera em que o futuro da neurociência é incerto é a do aprimoramento humano. Com técnicas como a estimulação magnética transcraniana e a edição genética via CRISPR, estamos cada vez mais perto de ser capazes de "otimizar" funções cerebrais. No entanto, isso levanta questões éticas fundamentais. Quem terá acesso a essas tecnologias? Elas serão reservadas para os ricos e poderosos, exacerbando ainda mais as desigualdades sociais? E quais seriam as consequências psicológicas e sociais de viver em uma sociedade onde o "aperfeiçoamento" cerebral se torna a norma?

Não menos importante é o debate sobre a "mente upload" ou a possibilidade de transferir a consciência humana para uma plataforma digital. Embora ainda estejamos longe de tornar essa visão uma realidade, os avanços na interface cérebro-computador e na computação quântica tornam essa possibilidade cada vez menos rebuscada. Aqui, os dilemas éticos proliferam, desde questões de identidade e continuidade da consciência até as implicações legais de "copiar" uma mente humana.

Concomitante a isso, o impacto da neurociência na compreensão e tratamento das desigualdades de saúde mental também é uma questão crítica. Com uma melhor compreensão das bases neurobiológicas dos transtornos mentais, temos a oportunidade de desenvolver tratamentos mais eficazes e talvez até mesmo estratégias de prevenção. No entanto, isso também poderia levar à patologização de variações normais no comportamento e cognição humanos, criando uma sociedade onde a "neuroconformidade" é forçada ou incentivada.

O futuro das neurociências é tanto promissor quanto repleto de dilemas éticos e sociais. À medida que expandimos nossos conhecimentos sobre o cérebro e desenvolvemos tecnologias cada vez mais avançadas, também devemos estar preparados para navegar nas águas turbulentas das implicações éticas e sociais desses avanços. Uma abordagem multidisciplinar, que envolve neurocientistas, éticos, juristas e outros profissionais, é fundamental para assegurar que o futuro da neurociência seja conduzido de uma maneira que beneficie a humanidade como um todo, minimizando os riscos associados.

IMPLICAÇÕES PRÁTICAS PARA A MEDICINA E A SOCIEDADE

O campo da neurociência não só tem revolucionado nossa compreensão do cérebro e do sistema nervoso, mas também tem trazido implicações práticas significativas para a medicina e a sociedade. Este contexto multidisciplinar tem o potencial de alterar desde o diagnóstico e tratamento de doenças neurológicas e psiquiátricas até o modo como entendemos responsabilidade criminal e ética em pesquisa.

Diagnóstico e Tratamento de Doenças

Em termos médicos, o avanço nas técnicas de neuroimagem como a Ressonância Magnética Funcional (fMRI) e a Tomografia por Emissão de Pósitrons (PET) está abrindo novas vias para o diagnóstico preciso de várias condições neurológicas, incluindo Alzheimer, esquizofrenia e múltiplos tipos de tumores cerebrais. Além disso, a pesquisa em neuroplasticidade tem oferecido novas esperanças na reabilitação de acidentes vasculares cerebrais e lesões traumáticas. O uso de técnicas como Estimulação Magnética Transcraniana (EMT) está demonstrando ser eficaz na modulação de estados depressivos e até mesmo no tratamento de vícios.

Implicações Sociais: Bioética e Jurisprudência

No âmbito social, questões como a ética da manipulação genética, a utilização de "drogas inteligentes" para melhorar o desempenho cognitivo e os dilemas associados à "neurodiversidade" estão ganhando proeminência. Existe também um debate em curso sobre como os conhecimentos em neurociência podem informar ou mesmo reformular nosso sistema legal. Por exemplo, até que ponto um indivíduo é responsável por um ato se ele ou ela tem uma anormalidade cerebral que afeta o julgamento ou o controle de impulsos?

Abordagens Personalizadas e Desafios Éticos

À medida que mergulhamos mais profundamente na era da medicina personalizada, o sequenciamento genético e as "assinaturas" neurais podem servir como novas métricas para a personalização do tratamento. No entanto, isso também levanta questões éticas significativas sobre privacidade, consentimento informado e potencial discriminação com base em perfis genéticos ou neurológicos.

O Futuro da Neurociência e seu Impacto Societal

O futuro da neurociência promete ainda mais inovações disruptivas, desde a interface cérebro-computador até potenciais curas para doenças neurodegenerativas. Contudo, com grande poder vem grande responsabilidade. Será crucial que éticos, médicos, pesquisadores e legisladores trabalhem em conjunto para garantir que os avanços na neurociência sejam usados de maneira ética e justa, beneficiando uma ampla gama de indivíduos e comunidades e não apenas uma elite científica ou econômica.

É imperativo considerar essas diversas implicações à medida que continuamos a avançar nas fronteiras da neurociência. A integração cuidadosa de considerações éticas, sociais e médicas ajudará a moldar um futuro em que a neurociência não apenas resolve enigmas acadêmicos, mas também traz melhorias tangíveis e éticas para a vida das pessoas.

Impacto na Saúde Mental e Neurodesenvolvimento

O crescente entendimento das bases neurais de transtornos mentais como depressão, ansiedade e transtornos do espectro autista (TEA) é fundamental para a sociedade. Estes avanços têm levado a melhores diagnósticos e tratamentos, mas também levantam importantes questões éticas sobre o estigma associado a condições de saúde mental. Como equilibramos os benefícios potenciais do diagnóstico precoce com o risco de rotular e estigmatizar indivíduos, especialmente crianças?

O Uso Ético de Melhoradores Cognitivos

A neurociência também levanta questões em relação ao uso de substâncias para melhorar o desempenho cognitivo. Por exemplo, o uso de medicamentos como modafinil ou metilfenidato para aumentar a atenção e o foco está crescendo, não apenas entre pacientes com TDAH mas também entre pessoas saudáveis em busca de uma "vantagem" competitiva. Isso gera dilemas éticos sobre igualdade de acesso, potenciais efeitos colaterais e o próprio conceito de "melhoria humana".

Implicações na Educação e na Aprendizagem

Com a capacidade de monitorar a atividade cerebral em tempo real, há um potencial revolucionário para personalizar métodos de educação e treinamento. No entanto, a implementação dessas tecnologias na sala de aula levanta questões sobre privacidade, consentimento e a possível discriminação de estudantes com diferentes perfis de aprendizagem.

Neurociência e Questões de Gênero

A pesquisa sobre as diferenças de gênero no cérebro também é um tópico de grande debate e controvérsia. As informações que estão surgindo têm implicações em tudo, desde políticas de igualdade de gênero até o tratamento de condições de saúde específicas de cada gênero. No entanto, os dados também podem ser mal interpretados ou mal utilizados para justificar estereótipos ou políticas discriminatórias.

Dados Neurais e Privacidade

O advento de tecnologias de escaneamento cerebral mais avançadas também levanta questões inéditas sobre privacidade. Em um futuro próximo, será tecnicamente possível "ler" os pensamentos ou intenções de uma pessoa através de sua atividade cerebral? E quem teria acesso a esses dados?

Conclusão: A Dupla Face da Moeda

O desenvolvimento acelerado da neurociência traz tanto promessas quanto perigos. O potencial para melhorar a vida humana é imenso, mas também há riscos significativos, especialmente se esses avanços forem mal gerenciados ou mal aplicados. É vital que haja um diálogo aberto e contínuo entre cientistas, profissionais de saúde, legisladores, e o público em geral para navegar por essas águas complexas de maneira ética e responsável. Este é um campo em que a ciência e a ética devem andar de mãos dadas, orientando-se mutuamente para maximizar os benefícios enquanto minimizam os danos.

GLOSSÁRIO DE TERMOS E CONCEITOS

A

Acetilcolina: Neurotransmissor associado à aprendizagem e à memória.

Potencial de Ação: Pulso elétrico gerado ao longo de um axônio.

Adaptação Neural: Modificações neurais de longo prazo, incluindo sinapses e conexões.

Amígdala: Estrutura cerebral ligada a emoções como o medo.

B

Biologia Molecular: Estudo da estrutura e função das moléculas relacionadas à biologia celular.

Bioquímica: Estudo da composição química dos seres vivos.

Área de Broca: Região do cérebro associada à produção da fala.

C

Cognição: Processos mentais relacionados à aquisição de conhecimento e compreensão.

Condicionamento: Aprendizado que envolve estímulos e respostas.

CRISPR: Técnica de edição genética.

D

Depressão a Longo Prazo (LTD): Redução a longo prazo na eficácia da transmissão sináptica.

Dopamina: Neurotransmissor relacionado ao sistema de recompensa e prazer.

E

EEG (Eletroencefalograma): Técnica que mede a atividade elétrica do cérebro.

Endorfina: Neurotransmissor relacionado ao alívio da dor e ao bem-estar.

Epigenética: Estudo das mudanças na expressão gênica que não envolvem alterações na sequência do DNA.

F

Fisiologia: Estudo das funções e processos biológicos.

G

GABA (Ácido Gama-Aminobutírico): Principal neurotransmissor inibitório do sistema nervoso central.

Glutamato: Principal neurotransmissor excitatório no cérebro.

H

Habituação: Redução da resposta a um estímulo repetitivo.

Hipocampo: Região do cérebro associada à memória e orientação espacial.

I

Íons: Átomos ou moléculas carregados eletricamente.

Isquemia: Condição caracterizada pela falta de fornecimento de sangue para uma parte do corpo, frequentemente levando a danos celulares e teciduais.

L

LTD (Depressão a Longo Prazo): Veja "Depressão a Longo

Prazo".

M

Micróglia: Células imunológicas residentes do cérebro e da medula espinhal.

Motivação: Forças psicológicas que direcionam e energizam o comportamento.

N

Neurônio: Célula nervosa responsável pela transmissão de informações elétricas e químicas.

Neurotransmissor: Substância química que transmite sinais entre neurônios.

Noradrenalina: Neurotransmissor relacionado ao estado de alerta e à preparação para a ação.

P

Plasticidade Neural: Capacidade do sistema nervoso de mudar sua estrutura e funções.

Potenciação a Longo Prazo (LTP): Aumento duradouro na força de sinal entre dois neurônios.

R

Receptores: Estruturas celulares que recebem sinais químicos.

S

Sinapse: Ponto de contato entre dois neurônios onde ocorre a transmissão de sinais.

T

Tálamo: Estrutura cerebral que atua como uma estação retransmissora para sinais sensoriais e motores.

U

Umbra: Núcleo central de tecido cerebral que sofre dano irreversível após um evento isquêmico.

LISTA DE REVISTAS CIENTÍFICAS PARA LEITURA ADICIONAL

Neurociência e Biologia Molecular

Nature Neuroscience

Neuron

Journal of Neuroscience

Brain Research

Molecular Psychiatry

Cerebral Cortex

Neurobiology of Aging

Bioquímica e Biologia Celular

Biochemical Journal Cell

Journal of Biological Chemistry

Biochimica et Biophysica Acta (BBA)

Molecular Cell

Cellular and Molecular Life Sciences

Fisiologia

Journal of Physiology

American Journal of Physiology

Physiological Reviews

Frontiers in Physiology

Medicina e Saúde Mental

The Lancet Neurology

Journal of the American Medical Association (JAMA) - Neurology

Archives of General Psychiatry

Biological Psychiatry

Tecnologia em Pesquisa

Journal of Neuroscience Methods

Bioinformatics

NeuroImage

Ética e Implicações Sociais

Neuroethics

Science and Engineering Ethics

› # BIBLIOGRAFIA

ADOLPHS, R. Neural systems for recognizing emotion. *Current Opinion in Neurobiology*, v.12, n.2, p.169-177, 2002.

AMARAL, D. G.; PRICE, J. L. Amygdala-cortical projections in the monkey (*Macaca fascicularis*). *The Journal of Comparative Neurology*, v.230, n.4, p.465-496, 1984.

ANDERSON, A. K.; PHELPS, E. A. Is the human amygdala critical for the subjective experience of emotion? Evidence of intact dispositional affect in patients with amygdala lesions. "Journal of Cognitive Neuroscience", v. 14, n. 5, p. 709–720, 2002.

BAARS, B. J. Global workspace theory of consciousness: Toward a cognitive neuroscience of human experience. *Progress in Brain Research*, v.150, p.45-53, 2005.

BANDITTI, P. R. et al. "Advanced neuroimaging techniques: an overview", *Neurological Sciences*, v. 38, n. 1, p. 19-32, 2017.

BANDURA, A. Social Learning Theory. New York: General Learning Press, 1971.

BARLOW, H. B. Summation and inhibition in the frog's retina. "Journal of Physiology", v. 119, n. 1, p. 69–88, 1953.

BAYER, S. A., ALTMAN, J. (1991). "Neocortical Development." New York: Raven Press.

BEAR, M. F.; MALLENBY, B. W.; PARADISO, M. A. Neuroscience: Exploring the Brain. Baltimore, MD: Lippincott Williams & Wilkins, 2015.

BLAKEMORE, S.-J.; FRITH, U. The learning brain: Lessons for education. "Developmental Science", v. 7, n. 2, p. 459–471, 2004.

CALABRESI, P.; PICCONI, B.; PARNETTI, L.; DI FILIPPO, M. A

convergent model for cognitive dysfunctions in Parkinson's disease: the critical dopamine–acetylcholine synaptic balance. The Lancet Neurology, v. 5, n. 11, p. 974-983, 2006.

CHURCHLAND, P. S.; WINKIELMAN, P. Modulating social behavior with oxytocin: How does it work? What does it mean? Hormones and Behavior, v. 61, n. 3, p. 392-399, 2012.

COHEN, M. X. "Analyzing Neural Time Series Data: Theory and Practice". Cambridge, MA: MIT Press, 2014.

CRAIG, A. D. How do you feel? Interoception: the sense of the physiological condition of the body. Nature Reviews Neuroscience, v. 3, p. 655-666, 2002.

DALE, H. H.; FELDBERG, W.; VOGT, M. Release of acetylcholine at voluntary motor nerve endings. Journal of Physiology, v. 86, p. 353–380, 1936.

DAMASIO, A. R. The feeling of what happens: Body and emotion in the making of consciousness. New York: Harcourt Brace, 1999.

DAMASIO, A. R. The somatic marker hypothesis and the possible functions of the prefrontal cortex. *Philosophical Transactions of the Royal Society of London. Series B: Biological Sciences*, v.351, n.1346, p.1413-1420, 1996.

DAVIDSON, R. J.; IRWIN, W. The functional neuroanatomy of emotion and affective style. *Trends in Cognitive Sciences*, v.3, n.1, p.11-21, 1999.

DE GELDER, B. Towards the neurobiology of emotional body language. "Nature Reviews Neuroscience", v. 7, n. 3, p. 242–249, 2006.

DEYOE, E. A.; VAN ESSEN, D. C. Concurrent processing streams in monkey visual cortex. *Trends in Neurosciences*, v.11, n.5, p.219-226, 1988.

DIAMOND, M. C.; KRECH, D.; ROSENZWEIG, M. R. The Effects

of an Enriched Environment on the Histology of the Rat Cerebral Cortex. *The Journal of Comparative Neurology*, v.123, n.1, p.111-119, 1964.

DODD, J. V.; KRUG, K.; CUMMING, B. G.; PARKER, A. J. Perceptually uniform color spaces for dichromatic color vision. "Journal of the Optical Society of America A", v. 22, n. 10, p. 1962–1969, 2005.

EAGLEMAN, D. M. Human time perception and its illusions. "Current Opinion in Neurobiology", v. 18, n. 2, p. 131–136, 2008.

ERICKSON, K. I.; KRAMER, A. F. Aerobic exercise effects on cognitive and neural plasticity in older adults. *British Journal of Sports Medicine*, v.43, n.1, p.22-24, 2009.

FARAH, M. J. "Emerging ethical issues in neuroscience". *Nature Neuroscience*, v. 5, p. 1123–1129, 2002.

FARAH, M. J. Visual agnosia. Cambridge, MA: MIT Press, 1990.

FELLEMAN, D. J.; VAN ESSEN, D. C. Distributed hierarchical processing in the primate cerebral cortex. "Cerebral Cortex", v. 1, n. 1, p. 1–47, 1991.

FOX, E.; GRIGGS, L.; MUNDY, L. The emotional facial expression modulates fear-relevant autonomic and cortical responses. "Emotion", v. 17, n. 8, p. 1217–1223, 2007.

GAGE, F. H. (2000). "Mammalian Neural Stem Cells." *Science*, 287(5457), 1433-1438. doi:10.1126/science.287.5457.1433

GIBSON, J. J. The ecological approach to visual perception. Houghton Mifflin, 1979.

GOODALE, M. A.; MILNER, A. D. Separate visual pathways for perception and action. "Trends in Neurosciences", v. 15, n. 1, p. 20–25, 1992.

GREELY, H. T. "Neuroethics and Brain Imaging". In: *The Oxford Handbook of Neuroethics*. Oxford: Oxford University Press, 2011.

GUYTON, A. C.; HALL, J. E. Tratado de Fisiologia Médica. 13ª ed. Rio de Janeiro: Elsevier, 2017.

HEDRICK, T.; WATERS, J. Acetylcholine and Norepinephrine: Dual Control of Synaptic Function. Journal of Neurophysiology, v. 119, n. 1, p. 277-290, 2018.

HEIMER, L.; VAN HOOSEN, G. W. The Limbic System and its Hippocampal Formation: Studies in Animals and their Possible Application to Man. *The Journal of Nervous and Mental Disease*, v.138, n.2, p.109-127, 1963.

HODGKIN, A. L., HUXLEY, A. F. (1952). "A quantitative description of membrane current and its application to conduction and excitation in nerve." *The Journal of Physiology*, 117(4), 500–544.

HUANG, R.-S.; SERENO, M. I. Bottom-up retinotopic organization supports top-down mental imagery. "Open Neuroimaging Journal", v. 5, p. 58–67, 2011.

HUBEL, D. H.; WIESEL, T. N. Receptive fields of cells in striate cortex of very young, visually inexperienced kittens. "Journal of Neurophysiology", v. 26, n. 6, p. 994–1002, 1963.

HUETTEL, S. A.; SONG, A. W.; MCCARTHY, G. "Functional Magnetic Resonance Imaging". Sunderland, MA: Sinauer Associates, 2004.

ITO, M. Control of mental activities by internal models in the cerebellum. Nature Reviews Neuroscience, v. 9, n. 4, p. 304-313, 2008.

JESSELL, T. M., SANES, J. R. (2000). "Development. The decade of the developing brain." *Current Opinion in Neurobiology*, 10(1), 599–611.Rakic, P. (1972). "Mode of cell migration to the superficial layers of fetal monkey neocortex." *The Journal of Comparative Neurology*, 145(1), 61-83.

JOHNSON, M. H.; MUNAKATA, Y. "Processes of Change in Brain and Cognitive Development". *Trends in Cognitive Sciences*, v. 9, n. 3, p. 152-158, 2005.

JONES, E. G.; POWELL, T. P. An anatomical study of converging sensory pathways within the cerebral cortex of the monkey. Brain, v. 93, n. 4, p. 793-820, 1970.

KANDEL, E. R.; SCHWARTZ, J. H.; JESSELL, T. M. Princípios da Neurociência. 5ª ed. Porto Alegre: Artmed, 2017.

KATZ, B., MILEDI, R. (1967). "The timing of calcium action during neuromuscular transmission." *The Journal of Physiology*, 189(3), 535–544.

LEDOUX, J. E. The Emotional Brain: The Mysterious Underpinnings of Emotional Life. New York: Simon & Schuster, 1998.

LEVINE, S.; WIENER, S. G. Psychoendocrine aspects of mother-infant relationships in nonhuman primates. *Psychoneuroendocrinology*, v.16, n.1-3, p.143-154, 1991.

LEVITIN, D. J. This Is Your Brain on Music: The Science of a Human Obsession. New York: Dutton, 2006.

LIVINGSTONE, M.; HUBEL, D. Anatomy and physiology of a color system in the primate visual cortex. "Journal of Neuroscience", v. 4, n. 1, p. 309–356, 1984.

MARIEB, E. N.; HOEHN, K. Human Anatomy & Physiology. 11ª ed. San Francisco: Pearson, 2019.

MARTINI, F. H.; BARTHOLOMEW, E. F. Essentials of Anatomy & Physiology. 7ª ed. San Francisco: Pearson, 2017.

MCCRORRY, P. Science and football: a review of applied

research in the football codes. Journal of Sports Sciences, v. 27, n. 6, p. 837-887, 2009.

MCGAUGH, J. L.; ROOZENDAAL, B. Role of adrenal stress hormones in forming lasting memories in the brain. *Current Opinion in Neurobiology*, v.12, n.2, p.205-210, 2002.

MCNAUGHTON, B. L.; MORRIS, R. G. M. Hippocampal synaptic enhancement and information storage within a distributed memory system. *Trends in Neurosciences*, v.10, n.10, p.408-415, 1987.

MERZENICH, M. M.; KAAS, J. H.; WALL, J. Topographic reorganization of somatosensory cortical areas 3b and 1 in adult monkeys following restricted deafferentation. "Neuroscience", v. 8, n. 1, p. 33–55, 1983.

MEYER, J. S.; QUENZER, L. F. Psychopharmacology: Drugs, the Brain, and Behavior. 2ª ed. Sunderland: Sinauer Associates, 2013.

MIALLETT, J. C.; GAZZANIGA, M. S. The Cognitive Neurosciences. 5ª ed. Cambridge: MIT Press, 2014.

NICOLL, R. A.; MARTIN, A. R.; WALLACE, B. G.; et al. From Neuron to Brain. 5ª ed. Sunderland: Sinauer Associates, 2012.

NIEDERMEYER, E.; DA SILVA, F. L. "Electroencephalography: Basic Principles, Clinical Applications, and Related Fields". Philadelphia, PA: Lippincott Williams & Wilkins, 2004.

O'CRACKEN, D.; PASSINGHAM, R. E. The anatomical basis of functional localization in the cortex. "Nature Reviews Neuroscience", v. 3, n. 8, p. 606–616, 2002.

PALMER, S. E. Vision science: Photons to phenomenology. Cambridge, MA: MIT Press, 1999.

PAVLOV, I. P. Conditioned Reflexes. New York: Dover Publications, 1927.

PHELPS, E. A.; LE DOUX, J. E. Contributions of the Amygdala to Emotion Processing: From Animal Models to Human Behavior. *Neuron*, v.48, n.2, p.175-187, 2005.

POSNER, M. I.; ROTHBART, M. K. Attention, self-regulation and consciousness. *Philosophical Transactions of the Royal Society of London. Series B: Biological Sciences*, v.353, n.1377, p.1915-1927, 1998.

PURVES, D.; AUGUSTINE, G. J.; FITZPATRICK, D.; et al. Neuroscience. 5ª ed. Sunderland: Sinauer Associates, 2012.

RAMACHANDRAN, V. S. The Tell-Tale Brain: A Neuroscientist's Quest for What Makes Us Human. New York: W. W. Norton & Company, 2012.

RATEY, J. J.; HAGERMAN, E. Spark: The Revolutionary New Science of Exercise and the Brain. New York: Little, Brown and Company, 2008.

RUDY, B., MCBAIN, C. J. (2001). "Kv3 channels: voltage-gated K+ channels designed for high-frequency repetitive firing." *Trends in Neurosciences*, 24(9), 517–526.

SAHAKIAN, B.; MOREIN-ZAMIR, S. "Professor's little helper". *Nature*, v. 450, n. 7173, p. 1157-1159, 2007.

SIEGEL, D. J. The Developing Mind: How Relationships and the Brain Interact to Shape Who We Are. 3ª ed. New York: Guilford Publications, 2020.

SQUIRE, L. R. et al. "Fundamental Neuroscience". San Diego, CA: Academic Press, 2012.

SQUIRE, L. R.; BERG, D.; BLOOM, F. E.; et al. Fundamental Neuroscience. 4ª ed. San Diego: Academic Press, 2013.

TEMPLE, S. (2001). "The development of neural stem cells." *Nature*, 414, 112-117.

THAGARD, P. The Brain and the Meaning of Life. Princeton:

Princeton University Press, 2010.

VAN HOOFF, J. A. R. A. M.; WENZEL, R. H. W. M. Facial expressions of higher primates and their evolutionary and neurological basis. Progress in Brain Research, v. 16, p. 97–125, 1967.

VINCENT, J. "The cultural politics of cerebral subjectivity: Neuroimaging and emergent neurochemical selves". In: PICKERSGILL, M.; VAN KEULEN, I. (eds.) *Sociological Reflections on the Neurosciences*. Bingley: Emerald Group Publishing, 2011, p. 55-78.

WALTER, H. "The third wave of biological psychiatry". *Frontiers in Psychology*, v. 4, article 582, 2013.

WASSERMAN, E. A.; MILLER, R. R. What's elementary about associative learning? Annual Review of Psychology, v. 54, p. 573-607, 2003.

WATSON, C.; KIRKCALDIE, M.; MATTERS, D. The Brain: An Introduction to Functional Neuroanatomy. San Diego: Academic Press, 2010.

WOLPE, P. R. "Reasons scientists avoid thinking about ethics". *Cell*, v. 125, n. 6, p. 1023-1025, 2006.

ZEMAN, A. What in the World is Consciousness? Progress in Brain Research, v. 168, p. 1-10, 2008.

ZHANG, F. et al. "CRISPR/Cas9 for genome editing: progress, implications and challenges". *Human Molecular Genetics*, v. 23, n. 1, p. R40-R46, 2014.